イラスト
スポーツ栄養学

大嶋里美・田村　明
徳野裕子・古川　覚　著

第2版

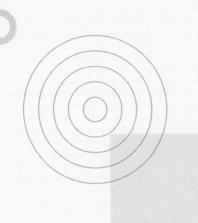

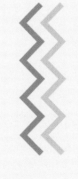

東京教学社

·················· **著者紹介**（五十音順）··················

おお　しま　さと　み
大 嶋 里 美
　　名古屋学芸大学・管理栄養学部・特任講師・博士（スポーツ科学）
　　米国登録栄養士（RD）・米国スポーツ栄養認定スペシャリスト（CSSD）

た　むら　　　あきら
田 村 　 明
　　修文大学・健康栄養学部・教授
　　名古屋学芸大学・名誉教授・薬学博士

とく　の　ゆう　こ
徳 野 裕 子
　　十文字学園女子大学・人間生活学部・准教授・博士（学術）
　　管理栄養士・公認スポーツ栄養士

ふる　かわ　さとし
古 川 　 覚
　　東洋大学・ライフデザイン学部・教授・博士（医学）

本文中イラスト・図版／川原田 眞生，Othello
表紙デザイン／Othello

はしがき

　東京オリンピック・パラリンピック 2020 を目前に控え，競技スポーツへの関心は日増しに高まっている．この「世紀の祭典」に関連してか，駅伝やマラソン，サッカーなど数多くのスポーツイベントが各地で頻繁に開催されるようになってきた．これに呼応するように，アスリートは専門のスポーツ栄養士や管理栄養士の指導を受け，合理的な食生活をするようになってきている．しかし，今なお，「身体は摂取する栄養素でつくられる」という当たり前のことを理解していないアスリートも多いように感じられる．もし，食事の大切さを理解していれば，トレーニング終了後どのタイミングで食事を摂るのがよいか，サプリメントや健康食品ではバランスよく栄養を補うことは不可能であることなどに気づくはずである．漫画の世界に登場するポパイは，ほうれん草を食べると想像を絶する力を発揮するが，私たちの世界ではそれに該当する食物は存在しない．特別な食事ではなく，バランスのとれた食事を摂取することが何よりも大切と考える．しかし，食事を摂るにしても，また補食やサプリメントを摂るにしても，いつ，どれだけの量を摂るのが好ましいか，摂取タイミングも重要だと思われる．

　本書は，アスリートを食事の面からサポートする管理栄養士・栄養士に加え，トレーナーやインストラクターの方々にも使用していただけるよう編集した．第 1 章から第 7 章までは初心者向けに記載したもので，アスリートの身体特性に始まり，栄養の基本（エネルギー代謝，五大栄養素の機能）を簡潔に記載した．第 9 章はアスリートの栄養管理を，第 10 章はアスリートからの要望が多いと考えらえるウェイトコントロールを，第 13 章は成長期と高齢者アスリートを対象とした栄養摂取について記載した．

　アスリート自身にも目を通して欲しいのが，第 8 章「水」，第 11 章「トレーニング期と試合期の食事」，および第 12 章「サプリメントの功罪」である．日々の激しい練習に耐え得る食事の摂り方を，アスリート自身が考え実行して欲しいと考えるからである．

　目指す頂が町内の野球大会であっても，あるいは日の丸を背負うオリンピック・パラリンピックであっても，「栄光の架橋」に本書が少しでも貢献できれば著者らの望外の喜びである．

　本書の企画がスタートしてからずいぶん時が流れてしまった．この間，絶えず励ましを頂いた株式会社東京教学社の鳥飼正樹社長および編集の神谷純平氏に感謝します．

2019 年春　著者一同

第2版
はしがき

　2021年7月23日から1年遅れで東京オリンピックが，翌2022年2月4日から北京オリンピックが開催され，まさにスポーツ栄養学が身近に感じられる年であった．その最中，第2版を発刊するための改定作業が行われた．近年，管理栄養士の国家試験にも，数問ではあるもののアスリートにまつわる試験問題が出されている．それほどスポーツ栄養学の知識は栄養士にとって必要と考えられている知識なのだと，嬉しく思う．

　改訂にあたって，新たに，第4章では「中鎖脂肪酸」について，第12章では「マルチビタミン」についてなど，読者に知っておいてもらいたいトピックスを追加した．また，すべての章の扉絵とイラストを初版のものから一新した．

　本テキストを制作するにあたり初版より私たちが大切にしてきたことは，著者が一丸となってテキストをつくるということである．打ち合わせは，新型コロナが流行している渦中であったためすべてウェブ会議で行われたが，笑いが溢れる和気あいあいとした雰囲気の中で行われ，著者らのチームワークも高まった．スポーツ栄養学においても，競技選手やその家族，監督・コーチ，医療スタッフなどとのチームワークは重要でありマネジメントの結果に大きく影響するため，ぜひ意識してもらいたいものである．

　スポーツ栄養学は，競技選手はもちろんのこと，趣味でスポーツを行っている人や健康のために運動を行っている人のためにも幅広く活用できる学問である．本書を手に取ってもらい，得られた知識が，読者とご縁のある大切な人達のよりよい未来に少しでも貢献できることを願う．

2022年3月　著者一同

contents

第3章 糖　質

第4章 脂 質

第7章 ミネラル（無機質）

第10章 アスリートとウェイトコントロール

第13章　成長期と中・高齢期のスポーツと栄養

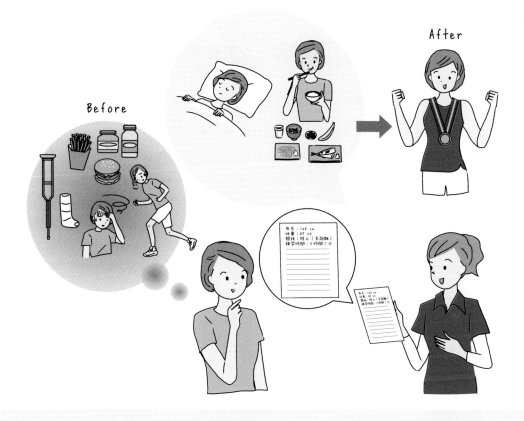

第 1 章

スポーツ栄養とアスリート

── 強靭な身体とそれを支える栄養 ──

　あなたがサポートするアスリートの身体的特徴はなんでしょうか．それが分かれば体づくりの目標がたてられます．あなたがサポートするアスリートの競技では，どのような強度の運動を何時間行うのでしょうか．それが分かれば1日のエネルギー消費量を導き出すことができます．さらにこれらの知見から，「どのような食品をどのようなタイミングで，どの程度補給すべきか」も分かります．

　アスリートの有酸素能力や筋力はどのように培われると思いますか．アスリートを生理学的に理解できれば栄養学的にすべきことが見えてきます．スポーツ栄養学は，運動生理学から生まれた学問ですから，スポーツ栄養学を理解するうえで欠かせないのがアスリートの生理学的知識です．

　この章では，アスリートにかかわる栄養サポートの概要と，アスリートの身体的特徴について学びます．

1▷ スポーツ栄養学

1 スポーツ栄養学とは

「スポーツ栄養学」とは，スポーツ活動におけるコンディションの調整や，日々のトレーニングや試合でのパフォーマンスの向上，およびスポーツに伴って発生しやすい障害の予防を，栄養面からサポートする応用栄養学である．海外では "Exercise Nutrition（運動栄養学）" といわれることもあるように，スポーツなどを通して日々運動を行っている人の栄養管理や指導を行うためには，栄養学の知識はもちろんのこと，運動を行う際の生理学の知識（運動生理学）が必要となる．スポーツ栄養学が対象とするのは競技選手だけではなく，レジャーや健康増進を目的として習慣的に運動を行っている人も含まれる．

本書では，競技選手だけでなく習慣的に運動を行うすべての人を対象とするため，これら対象者をまとめて "アスリート" と呼ぶことにする．

2 アスリートへの栄養サポート

アスリートに対する栄養サポートには ① 栄養アセスメント（評価），② 栄養教育および，③ 栄養・食事管理がある．身体測定や食事調査など各種アセスメントを行うことにより，個人やチームに適切な目標設定や栄養・食事計画および栄養教育が実施可能となる．

アセスメントに始まり目標達成の評価まで行う一連の流れを，スポーツ現場では「スポーツ栄養マネジメント」と呼んでいる（第9章参照）．栄養マネジメントの実施には，指導者やスタッフ，スポーツ科学・医学などの専門家との連携が必要であり，何よりも選手の同意が不可欠である．スポーツ栄養マネジメントは，対象が個人と集団では異なるのはもちろん，競技種目や競技レベル，年齢，トレーニング内容，さらに同一種目であってもポジションによって対応が異なる．また，トレーニング期，試合期，回復期など時期によっても異なってくる．スポーツ栄養士は，競技や対象者の特性を理解し，栄養学と運動生理学の理論を適用しながら，個々のアスリートに合わせた栄養マネジメントを行わなければならない．

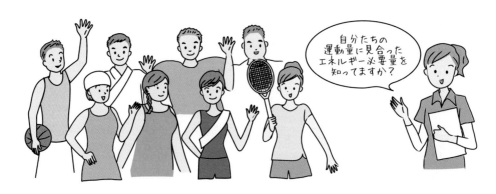

自分たちの運動量に見合ったエネルギー必要量を知ってますか？

表1-1 スポーツ栄養士に必要となる知識

・アスリートに対する栄養マネジメントの流れを理解する.
・アセスメント（身体測定，身体活動量の評価，食事調査，血液検査など）の重要性とその種類や方法について理解する.
・運動別に利用されるエネルギー産生システムや，異なる運動や競技に利用されるエネルギー源を理解する.
・糖質，脂質，たんぱく質の種類・はたらき・消化吸収，および運動中や運動前後での利用など，摂取のための戦略（ストラテジー）を理解する.
・アスリートに重要なビタミン・ミネラルの種類・はたらき・多く含む食品と不足による影響，摂取推奨量を理解する.
・水分や電解質のはたらきと補給ストラテジーを理解する.
・サプリメントの利用，科学的エビデンスに基づく評価，注意点などを理解する.
・試合期およびトレーニング期など異なるタイミングに応じた栄養・食事ストラテジーを理解する.
・適切な体重コントロール（体重維持・増量・減量）ストラテジーを理解する.
・女性アスリートにみられる諸問題とその原因や予防改善に対するストラテジーを理解する.
・運動習慣のある小・中学生と高齢者の栄養・食事補給を理解する.

3 スポーツ現場での栄養管理や栄養教育の重要性

　アスリートのパフォーマンス向上は，日々の練習のたまものである．適切な栄養摂取は，日々のハードな練習に耐え，パフォーマンス向上を助け，試合当日にベストな体調へ導くことができる．逆に，適切なエネルギーや栄養素，水分の摂取が行われないと，コンディションを崩しパフォーマンスを低下させることになる.

　アスリートは身体的不調を抱えていることが多く，特に競技選手の場合，不調を放っておくことで深刻な問題に発展することもある．例えば，ウェイトコントロールの目的でエネルギー制限を行う場合，エネルギー不足に加え，栄養素摂取不足にもなってしまう．特に女性アスリートの場合はホルモンバランスを崩し，月経異常，骨密度の低下，疲労骨折を起こしやすくなる．こういったアスリート特有の障害を予防するためにも，スポーツ現場での栄養教育は非常に大切である.

　スポーツ栄養の知識を持つ専門家が栄養管理を行っているのはトップアスリートのごく一部に限られており，ほとんどのアスリートは日々の食事を自身で管理しなければならない．外食や自炊，あるいは遠征先での食事などさまざまに変化する食環境の中で，自分に必要なエネルギー量や栄養素量など，栄養に関する知識や自己管理能力は一朝一夕で培われるものではない．そのため小・中学生など早いうちに栄養教育を始めることが理想である．スポーツを通した栄養教育は，スポーツ現場での傷害予防だけでなく，将来の健康維持や病気の予防などにもつながると期待される.

2 ▷ アスリートの特性

1 身体的特徴

アスリートの身体的特性は，スポーツ種目によってさまざまである（**表1-2**）．さらに，同じ種目であってもポジションや階級が異なると身体的特性が異なることもある．

表1-2 身体的特性から見たスポーツ種目

身体的特性	スポーツ種目（例）
体重が軽い	陸上（マラソン，長距離，競歩），自転車ロードレース，スキー（ジャンプ），フリークライミング，乗馬，新体操
体重が重い	相撲，ラグビー（フォワード），柔道（重量級），アメリカンフットボール（ライン），レスリング（重量級），ボブスレー，リュージュ
体脂肪が一定程度ある	競泳，シンクロナイズドスイミング，水球，登山
背が高い	競泳，陸上（跳躍），バレーボール，バスケットボール，バドミントン，ビーチバレー，サッカー（ゴールキーパー）
大きな筋を持つ	体操競技，陸上（投擲，短距離），自転車トラックレース，ウェイトリフティング

このほか，エネルギー産生機構からスポーツ種目を分類すると，身体的特性との対応が予想できる．**表1-3**において，運動時間が段階1に当たる種目は比較的体重が重く大きな筋を有している．段階が2から4に進むにしたがって体重が軽くなり筋量も少なくなっていく．

表1-3 エネルギー産生機構から見たスポーツ種目

段階	運動時間	主なエネルギー産生系	スポーツ種目（例）	パワーの種類
1	30秒以下	ATP-CP系	砲丸投げ，100 m走，ゴルフ，テニス，ウェイトリフティング	ハイパワー
2	30秒〜1分30秒	ATP-CP系＋乳酸系	200 m走，400 m走，100 m競泳，スピードスケート（500 m, 1,000 m）	ミドルパワー
3	1分30秒〜3分	乳酸系＋酸化系	800 m走，ボクシング（1ラウンド），レスリング（1ピリオド），体操競技	
4	3分以上	酸化系	スピードスケート（10,000 m），クロスカントリースキー，マラソン，ジョギング，1,500 m競泳	ローパワー

生体内では3つのエネルギー産生機構が協働している．各エネルギー産生機構が単独で働いた場合は**表2-4**のようになる．
（樋口満，1997）

2 エネルギー消費量

アスリートのエネルギー消費量は種目によって大きく異なる（**表1-4**）．レスリング（中・重量級），柔道（重量級），相撲，陸上（投擲）など，アスリートの体重が重い種目は，身体を維持するために多くのエネルギーを消費する．また，アスリートの体重が重くなくても，陸上（マラソン），自転車ロード，競泳など運動時間が長い種目は1日当たりのエネルギー消費量が大きくなる傾向にある．この他，ボート，ラグビー，アメリカンフットボールなどはアスリートの体重が比較的重いうえに運動時間も長いので，エネルギー消費量は大きくなる．

表1-4 トレーニング期における種目別エネルギー消費量

エネルギー消費量 （kcal/日）	スポーツ種目
2,500 ～ 3,000	体操，卓球，バドミントン，水泳飛び込み，フェンシング，アーチェリー，スキー
3,000 ～ 3,500	陸上（短・中距離走，跳躍），野球，バレーボール，ボクシング（軽・中量級）
3,500 ～ 4,000	サッカー，ホッケー，バスケットボール，陸上（長距離），剣道
4,000 ～ 4,500	陸上（マラソン，投擲），競泳，ラグビー，アメリカンフットボール，自転車ロード，レスリング（軽量級），ボクシング（重量級）
4,500 ～ 5,000	ボート，レスリング（中・重量級），柔道（重量級），相撲

女子選手のエネルギー消費量はおよそ 2,500 ～ 3,500 kcal/日の範囲にある
（長嶺晋吉，1979）

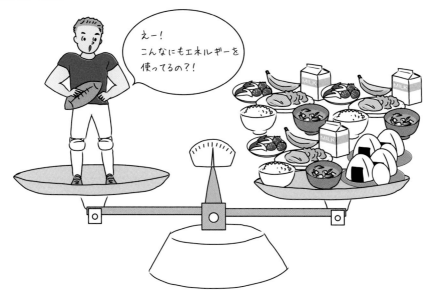

3 優れた持久力はどこからくるのか

（1）持久力と最大酸素摂取量

　最大酸素摂取量とは，単位時間当たりに体内に摂取される酸素の最大値を示す．通常は運動負荷を漸増させながら呼気を分析して酸素摂取量を測定するが，疲労困憊する付近で最大酸素摂取量が得られる．最大酸素摂取量は，全身持久力の最も信頼できる指標とされ，持久力を必要とするスキー選手（ノルディック）やマラソン選手などではこの値が高いことが知られている（**表1-5**）．したがって，最大酸素摂取量を測定することによって，個人の全身持久力の推移やトレーニングの効果を知ることができる．また，一般人においても，運動習慣がある人は最大酸素摂取量が高い傾向があり，高い最大酸素摂取量を維持することは健康を維持することと同義であるとされている．

表1-5 男子スポーツ選手の種目別最大酸素摂取量

スポーツ種目	人　数	国　名	最大酸素摂取量 mL/kg・分	測定方法
マラソン	6	ベルギー	78.6	B
陸上・中距離	8	フインランド	78.1	T
陸上・長距離	6	ベルギー	77.1	B
自転車競技	5	東ドイツ	75.5	B
スピード・スケート	6	フインランド	72.9	T
スキー複合	5	フインランド	72.8	T
競　泳	12	スエーデン	69.0	T
アルペン・スキー	12	アメリカ	66.6	T
サッカー	5	オーストラリア	63.6	T
アイス・ホッケー	9	オーストラリア	62.0	T
水　球	10	オーストラリア	61.4	T
スキー・ジャンプ	9	フインランド	61.3	T
陸上・短距離	6	ベルギー	60.1	B
フットボール	16	アメリカ	59.7	T
バスケット・ボール	11	オーストラリア	58.5	T
フィギュア・スケート	9	カナダ	58.5	T
陸上・十種競技	9	アメリカ	57.6	T
野　球	10	アメリカ	52.3	T
ワイルド・ホッケー	12	インド	50.7	T
ラグビー	11	イギリス	50.3	B
体操・ダンス	4	カナダ	49.2	T
柔道・重量級	10	日　本	40.1	B

測定方法の T はトレッドミル走，B は自転車駆動．
（山地啓司，1985）

（2）トレーニングによる身体的特性の変化

① 心臓の肥大

　長期間トレーニングを積んだアスリートの心臓には，形態的な特徴が見られることが19世紀末から指摘されていた．その後，持久的トレーニングによる左心室容量の増大が認められ（**図1-1**），容量負荷型の「スポーツ心臓」と呼ばれるようになった．左心室容量が多くなると1回拍出量が増加するため，最大心拍出量が増加する．

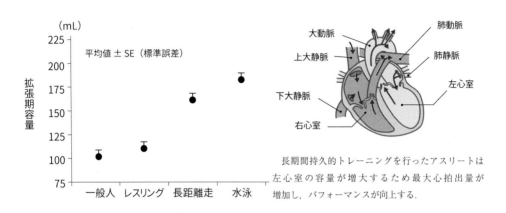

図1-1 左心室容量のスポーツ種目別比較（北村和夫，1984）

　20世紀中頃になり超音波エコーによる検査技術が発達すると，心室壁の厚さを知ることができるようになり，レスリング選手，ウェイトリフティング選手，競輪選手などで厚い心室壁が観察されるようになった（**図1-2**）．これは，呼吸を止めて瞬発的に力を発揮する種目で見られる特徴で，圧負荷型のスポーツ心臓と呼ばれている．瞬発的に力を発揮する場合，瞬間的に血圧が非常に高くなるため，その血圧に耐えるために心室壁が肥大すると考えられている．

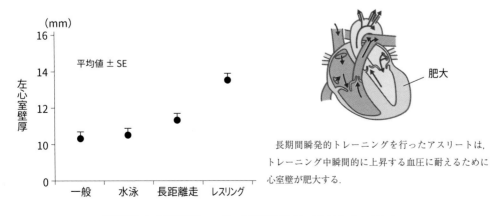

図1-2 左心室壁厚のスポーツ種目別比較（北村和夫，1984）

② ヘモグロビン量の増加

　持久的トレーニングを行うと，血液性状にさまざまな変化が見られる．血漿量の増加，赤血球数の増加，ヘマトクリット値の増加などとともに，ヘモグロビン量の増加が観察される（**図1-3**）．血液性状に及ぼすこのような効果は，標高 2,000 m 程度の高地でトレーニングすることにより，さらに高まるとされている．ヘモグロビン量の増加は，運動を継続するために必要な酸素を，骨格筋やその他の臓器・組織により多く届けることを可能にする．

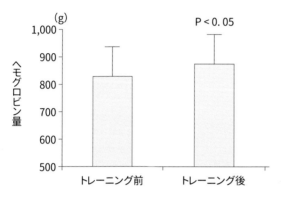

6 週間の持久的トレーニング後，体内の全ヘモグロビン量は 833 ± 125 g から 878 ± 102 g に増加した．

図1-3 ヘモグロビン量は持久的トレーニングによって増加する（Montero D 他，2015）

• memo

標準誤差：母集団の性質と，母集団から抽出した標本の性質は同一ではないが，標本から母集団の性質を推定する場合，標本から母集団の性質を推定した統計量のことを推定量という．この推定量と母集団の統計量の誤差を，推定量の標準偏差として表したものが標準誤差である．

　　つまり，標準誤差は推定量のバラツキを表している．

P 値：2 群間のデータに差がある場合，その差が偶然に起こる確率を示している．偶然に起こる確率が低い差が観られたとき，その差は偶然ではなく意味のある差，すなわち「有意差」があるとされる．有意水準は習慣的に P = 0.05 以下，つまり 5 % 以下に設定されている．

最大酸素摂取量：単位時間当たりに体内に摂取できる酸素の最大値を示しており，全身持久力の最も信頼できる指標である．クロスカントリースキー選手やマラソン選手では 80 mL/ 体重 1 kg/ 分 前後の値を示す．一般人では 35 mL/ 体重 1 kg/ 分 程度であるが，運動不足では低下する．

レジスタンス・トレーニング：筋に負荷抵抗をかけて筋，骨，神経系の機能向上を目指すトレーニングの総称をいう．「ウエイト・トレーニング」という名称よりも「レジスタンス・トレーニング」の方が包括的であり，「筋力トレーニング」という名称よりも「レジスタンス・トレーニング」の方がトレーニングの目的が限定されない．

持久的トレーニング：全身持久力を高めるため，主に酸化系のエネルギー産生を利用して，呼吸をしながらリズミカルに持続する運動強度が比較的低いトレーニング方法の総称である．エネルギー源に脂質が利用されることから，心臓血管系疾患をはじめとする生活習慣病の予防が期待できる．

③ 筋線維の変化

筋線維（筋細胞）は 3 種類に大別され，それらは異なった特色を有している（**表1-6**）．酸素との結合力が強いミオグロビンや有酸素的エネルギー産生を行うミトコンドリアが Type I の線維に多く含まれていることから，Type I 線維は有酸素的エネルギー産生系の酵素活性が高い．一方，Type II B の線維はミオグロビン含量やミトコンドリアが少なく，無酸素的エネルギー産生系の酵素活性が高い．ミオグロビンは赤または赤褐色を呈するたんぱく質であるため，ミオグロビン含量が多い Type I 線維は赤い濃い色をしているが，ミオグロビン含量が少ない Type II 線維は白く薄い色をしている．

ヒトの大部分の骨格筋にはこれらの筋線維が混在しているが，持久的種目で成功するアスリートは Type I 線維の割合が，瞬発的種目で成功するアスリートは Type II B 線維の割合が先天的に高いことが知られている．しかし，**図1-4** に示すように，トレーニングによって筋線維の組成は，Type II B が減少し，Type I および Type II A が増加するケースが数多く報告されている．これはトレーニングによって，Type II B 線維が有酸素的エネルギー産生能力を獲得したものとされている．

表1-6 筋線維の種類と特徴

筋線維	収縮速度	収縮力	特色
Type I　　（SO, ST：遅筋，赤筋）	遅　い	弱　い	疲労しにくい
Type II A　（FOG：中間型）	中　間	中　間	疲労しにくい
Type II B　（FG, FT：速筋，白筋）	速　い	強　い	疲労しやすい

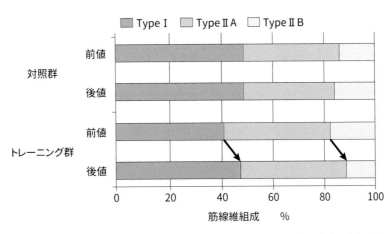

15週間の高強度トレーニング後に Type I 線維の割合が増加し Type II B 線維の割合が減少した．これは，ヒトの筋線維組成は遺伝的に決定しているものではないことを示している．

図1-4 筋線維の組成は高強度トレーニングによって変化する（Simoneau J-A 他，1985）

④ ミトコンドリアの増加

　ミトコンドリアは有酸素的エネルギー産生の場であり，体内の発電所に例えられる器官である．持久的トレーニングを行うことによって，TypeⅠ線維のミトコンドリア数や体積が増加する（図1-5）．またミトコンドリア内に存在し，エネルギー代謝に必要となるさまざまな酵素量も，持久的トレーニングによって増加することが知られている．

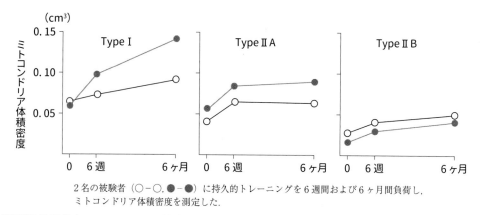

2名の被験者（○−○，●−●）に持久的トレーニングを6週間および6ヶ月間負荷し，ミトコンドリア体積密度を測定した．

図1-5 筋線維中のミトコンドリアの体積は持久的トレーニングによって増加する（Howald H 他，1985）

⑤ 筋組織内の毛細血管の増加

　持久的トレーニングを行うと，骨格筋内で毛細血管の新生が起こり，毛細血管数が増加する．トレーニングによって筋線維の肥大が起こっている場合，毛細血管の新生がなければ単位面積当たりの毛細血管数が減少することになるが，図1-6 に示すように単位面積当たりの毛細血管数の増加が報告されている．これは，筋線維の肥大以上に毛細血管が増加していることを示唆している（図1-6）．この他，筋線維1本当たりの毛細血管数を示す C/F 比（Capillary-to-fiber ratio）で見ても，持久的なトレーニングは毛細血管数を増加させることが知られている．

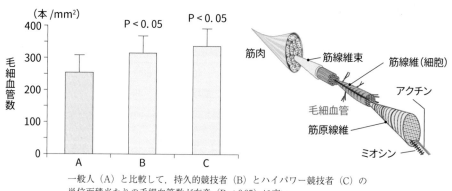

一般人（A）と比較して，持久的競技者（B）とハイパワー競技者（C）の単位面積当たりの毛細血管数が有意（P < 0.05）に高い．

図1-6 外側広筋（大腿）の毛細血管密度（Zoladz JA 他，2005）

⑥ グリコーゲン貯蔵量の増加

　持久的トレーニングを行うと，筋グリコーゲンはエネルギー源として利用されるため減少する．しかしながら，トレーニング後に適切な食事と休息をとることによって，筋グリコーゲン量は回復する．このとき，トレーニング前の筋グリコーゲン量よりも多くなる（図1-7）．したがって，持久的トレーニングと適切な食事と休息を繰り返すことによって，一般人よりもグリコーゲン貯蔵量が増加する．

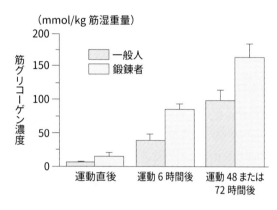

一般人と鍛錬者の運動直後の筋グリコーゲンはいずれも低いが，運動直後に食事をしたら6時間後にはグリコーゲンは増加し，適切な食事をとり，かつ休養したら，2日または3日後にはさらに増加した．増加する量は鍛錬者の方が有意に高かった．

図1-7 運動後の筋グリコーゲン量の変化（Hickner RC, 1997）

4 高い筋力はどのようにして得られるか

（1）筋力向上のメカニズム

① 筋肥大

　レジスタンストレーニングを開始すると，短時間では筋線維横断面積はほとんど増加しないが，継続していくと面積の増加が見られる（図1-8）．筋肥大には，筋線維数の増加と筋線維横断面積の増加の2つの要素が考えられるが，筋線維数の増加よりも，筋線維横断面積の増加が筋肥大の要因との考えが主流である．

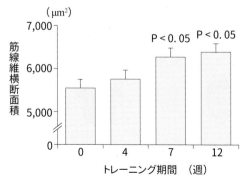

7週目および12週目は開始時よりも有意（P < 0.05）に筋線維横断面積は広い．

図1-8 筋線維横断面積はレジスタンストレーニングによって増加する（Goreham C 他, 1999）

② 筋損傷と回復

　レジスタンストレーニングを行うと筋の損傷と考えられる症状が見られる．例えば，筋力低下，筋肉痛，関節可動域の狭小，筋周囲径の増加などである．この他，筋たんぱく質にのみ存在し，筋たんぱく質の分解に伴って生じる3－メチルヒスチジンの尿中排泄量の増加，また，たんぱく質の最終代謝産物である尿中窒素排泄量の増加，クレアチンキナーゼの血中濃度の上昇など，筋組織の損傷を示す生化学的知見が認められている．また，分岐鎖アミノ酸（BCAA，分枝アミノ酸ともいう）は筋組織に多く分布するが，これを代謝する酵素（分岐鎖 α－ケト酸脱水素酵素：BCKDH）の活性増加が，レジスタンストレーニング開始時から認められる．したがって，トレーニングの初期段階から筋組織の損傷が亢進するものと思われる．

　筋損傷を伴うトレーニング後，すみやかに良質なたんぱく質を含む適切な食事と休息をとることによって筋たんぱく質の合成が進み，回復がなされる．このとき，トレーニング前よりも能力の高い筋が合成される．これが超回復と呼ばれるもので，トレーニング・栄養補給・休養の組み合わせは，筋力を向上させるための効果的な方法である．

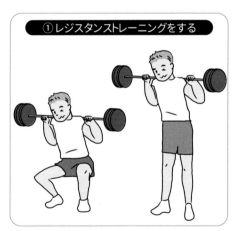

① レジスタンストレーニングをする

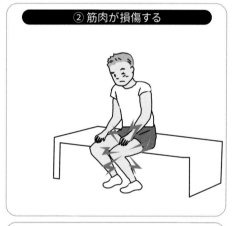

② 筋肉が損傷する

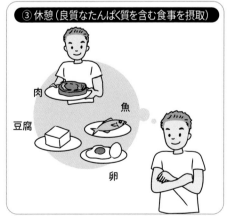

③ 休憩（良質なたんぱく質を含む食事を摂取）

肉　魚　豆腐　卵

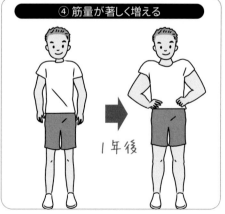

④ 筋量が著しく増える

1年後

（2）筋力向上のためのトレーニング

① 筋の収縮様式

　筋の収縮様式は，**図 1-9** のように分類される．まず，静的収縮と動的収縮に大別される．静的収縮は収縮時の筋の長さが変わらないので等尺性収縮という．動的収縮は等張性収縮と等速性収縮に分けられ，等張性収縮には短縮性収縮と伸張性収縮が含まれる．

　これらの収縮様式を図示したのが**図 1-10** である．関節を屈曲させてダンベルを持ち上げているのが短縮性収縮（a），ダンベルを一定の関節角度で維持している状態が等尺性収縮（b），持ち上げたダンベルをゆっくり下げるのが伸張性収縮である（c）．等速性収縮はダンベルでは不可能な収縮様式で，等速性収縮を可能とする専用のマシンを用いる．このマシンは，レバーが一定速度で運動できるようにコンピュータ制御され，油圧や空気圧のシリンダーが内蔵されている．水中での四肢の運動は，比較的に等速性収縮に近いとされている．

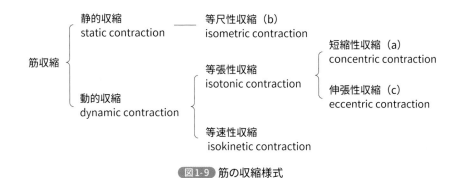

図1-9 筋の収縮様式

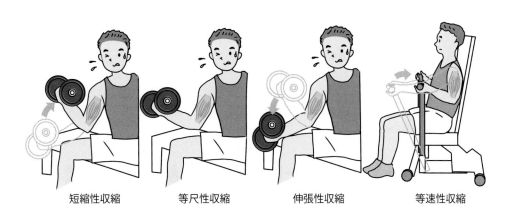

短縮性収縮　　　　等尺性収縮　　　　伸張性収縮　　　　等速性収縮

図1-10 短縮性収縮，等尺性収縮，伸張性収縮，等速性収縮の運動

② トレーニングの頻度と負荷

　健康づくりを目的としたレジスタンストレーニングは，中・高齢者では週に 1 〜 2 回，一般成人では週に 2 〜 3 回の実施が勧められているが，競技を目的としたアスリートでは週に 4 〜 6 回は必要である．

　どの程度の負荷量でレジスタンストレーニングを行うのが好ましいかは，どのような目的でトレーニングするのかによって異なる（**表1-7**）．例えば，筋肥大が目的ならば，最大筋力の 80 ％ 程度の筋力で実施できる等張性収縮運動を 8 〜 10 回繰り返し，適度な休息を挟んで 3 セット実施するのが基本である．

表1-7 目的からみたレジスタンストレーニングの方法

	% RM*	反復回数/セット	休憩時間（分）	セット数
筋　力	60 〜 70 （80 〜 100）	8 〜 12 （1 〜 8）	1 〜 2 （2 〜 3）	1 〜 3 （2 〜 6）
筋パワー	30 〜 60（上半身） 0 〜 60（下半身）	3 〜 6	1 〜 2 （2 〜 3）	1 〜 3
筋肥大	70 〜 85	8 〜 12	1 〜 2 （2 〜 3）	1 〜 3
筋持久力	＜ 70	10 〜 25	0.5 〜 1	2 〜 4

＊RM（repetition maximum）＝挙上できる最大の重量，（　）：上級者
（Michael R. E，2013）

column

筋力と筋パワーの違い

　「筋力」とは筋が発揮しうる力の大きさをいい，どれだけ力が強いか，あるいは，どれだけ重い物を持ち上げられるかで示す．通常，最大筋力をその人の「筋力」とする．

　一方，「筋パワー」とはどれだけの筋力を，どれだけのスピードで発揮できるかを表す能力で，「筋パワー＝筋力×速度」で算出する．一般に，発揮する筋力が大きいと速度は遅く，筋力が小さいと速度は大きくなる．最大筋力は速度がゼロの時に得られ，最大筋パワーは最大筋力の30 〜 35 ％ 程度で得られる．

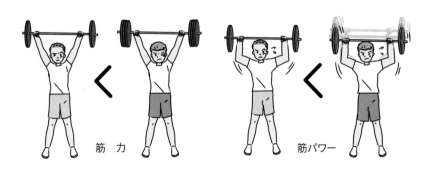

③ 栄養の重要性

　レジスタンストレーニングにより損傷した筋は，トレーニングに適応するためにトレーニング前よりも機能的に優れた筋へと生まれ変わろうとする．図1-11のように，トレーニングの1時間後には筋たんぱく質の合成速度は増加するが，標準的な混合食（糖質60 ％，たんぱく質20 ％，脂質20 ％）を体重1 kg当たり12 kcalの食事をとったグループの合成速度はさらに増加している．一方，食事をとらなかったグループは筋たんぱく質の合成速度は増加していない．

　筋が回復するには，筋たんぱく質合成の材料であるアミノ酸，筋たんぱく質の合成を助けるビタミンB_6, 骨・靭帯の構成要素であるコラーゲンの合成に必要なビタミンC, トレーニングで消耗した糖質などを摂取する必要がある．

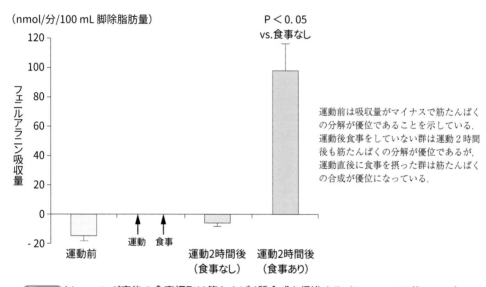

（nmol/分/100 mL 脚除脂肪量）

$P < 0.05$
vs.食事なし

フェニルアラニン吸収量

運動前は吸収量がマイナスで筋たんぱくの分解が優位であることを示している．運動後食事をしていない群は運動2時間後も筋たんぱくの分解が優位であるが，運動直後に食事を摂った群は筋たんぱくの合成が優位になっている．

運動前　運動　食事　運動2時間後（食事なし）　運動2時間後（食事あり）

図1-11 トレーニング直後の食事摂取は筋たんぱく質合成を促進する（Dreyer HC 他, 2007）

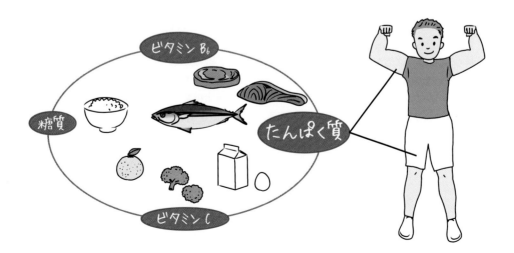

スポーツ栄養士 ― 資格と活躍の場 ―

　近年スポーツ選手の食事や栄養に関して注目されることが多く，スポーツ栄養学の需要が高まってきているように感じるが，その中でスポーツ栄養士に興味を持つ人も多いのではないだろうか．そのような人にまず伝えたいことは，スポーツ栄養士として活躍するためには，管理栄養士としてしっかり仕事ができること，食品や栄養，健康に関する知識を培うこと，そして献立作りや調理のスキルなどが求められることなどである．さらに，スポーツ栄養の専門家として運動生理学やアスリートのアセスメント方法，スポーツ現場での栄養管理などのスキルも身につける必要がある．

　管理栄養士の資格を持っている人で，スポーツ栄養学の専門性を高めたい人には，公認スポーツ栄養士の資格取得を目指すのが勧められる．この資格は，公益社団法人日本栄養士会および公益財団法人日本体育協会の共同認定による資格で，運動科学とスポーツ栄養学に特化した講義を受講するとともに，試験前にインターンシップを行い，実践能力を問う試験内容になっているため，現場のニーズに的確に応えることのできる資格である（詳細は日本スポーツ栄養学会のホームページを参照）．

　スポーツ栄養士として活躍している人の主な就職先は，大学などの教育機関，研究所やスポーツ関連施設，もしくは市役所などの行政機関，各県の体育協会および競技協会，食品や給食委託会社などである．また自ら起業しフリーランスで幅広くスポーツ栄養サポートや情報の発信などに関わる活動を行っているスポーツ栄養士もいる．しかしながらスポーツ栄養士として活躍できる場は，残念ながらまだ少ないのが現状であるが，そのような中で現在一流選手や競技団体のサポートに携わっているスポーツ栄養士の多くは，管理栄養士としてフルタイムで働きながら，同時にボランティアとして競技団体や個別に栄養サポートを行い，現場での経験を積んできたというパワフルな人が多い．これらのことからも分かるように，スポーツ栄養士の活躍する場はさまざまであり，その活動の形やそれまでに至る方法も決まった形はないのが現状である．

　スポーツ栄養士の発展と育成に大きく貢献した早稲田大学・樋口満教授は「"スポーツ栄養" という世界は，自分の力で餌をとり，風雨や荒波にさらされながら泳ぎ続けていかなければならない大海である．しかし，なにより大切なのは自力でこの荒海に飛び込み，泳いでいこうという気構えである．」というメッセージを残している．東京オリンピック・パラリンピックの開催により，"スポーツ栄養" もこれまで以上に注目を集め，それに伴い今後はスポーツ栄養士が活躍できる場も増えるであろう．今までにない新たな活躍の場（例えば，一般的なフィットネスジムやトレーニング施設など）も見いだされるかもしれない．限られたチャンスをものにできる人は，自分で行動を起こすバイタリティーを持ち，プロフェッショナルとして専門性を高める努力を粘り強く続けてきた人であろう．

　一方，全国各地で具体的に活動しているスポーツ栄養士を探す時には，日本スポーツ協会の「スポーツドクター・スポーツデンティスト・スポーツ栄養士検索サイト」で検索することができる．アスリートには是非活用して頂きたいものである．

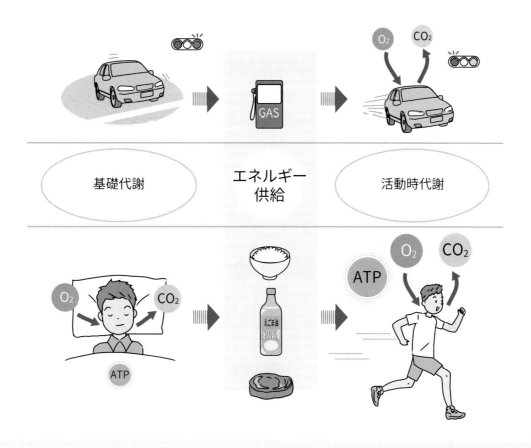

| 基礎代謝 | エネルギー供給 | 活動時代謝 |

第2章
生体エネルギー
― 産生と消費 ―

　体温を一定に維持する，呼吸をする，心臓を拍動させるなど，さまざまな臓器を正常に機能させる，すなわち生命維持のために多くのエネルギーを使います．このような生命維持に必要なエネルギーは基礎代謝と呼ばれます．

　一方，運動や家事，勉強などの身体活動にも多くのエネルギーが使われます．これらに必要なエネルギー量は一般人とアスリートで大きく異なり，激しい活動を長時間行うアスリートほど必要なエネルギー量は多くなります．

　ところで，私たちの体が利用しているエネルギーとは，アデノシン三リン酸（ATP）が保有する化学エネルギーです．そのATPですが，酸素を使わないで作る方法もあれば，酸素を使ってとても効率よく作り出す方法もあります．活動内容によってエネルギーをつくり出す方法が異なるのです．

　この章では，消費エネルギーの種類や，エネルギー産生のメカニズムについて学びます．

1 ▷ エネルギーサイクル

　生態系を流れるエネルギーの源は太陽の光エネルギーである．緑色植物はこの光エネルギーを使って，無機物質である二酸化炭素や水あるいは窒素から，有機物質の糖質・脂質・たんぱく質を合成している．ヒトをはじめとする動物は，植物がつくりだした有機物と酸素を体内にとり入れ，生命の維持や活動に必要な化学エネルギー（アデノシン三リン酸，ATP）を産生している（**図2-1**）．

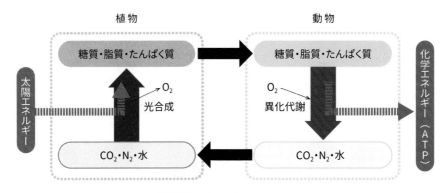

図2-1 エネルギーサイクル

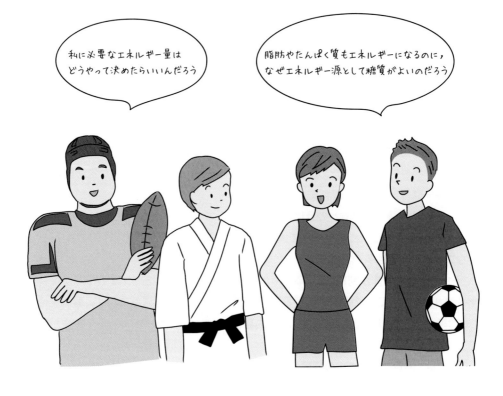

2▷ 生体におけるエネルギーとは

　私たちが利用できる化学エネルギーは，高エネルギーリン酸化合物であるアデノシン三リン酸（adenosine triphosphate：ATP）が保持するエネルギーである．ATP が分解されてアデノシン二リン酸（adenosine diphosphate：ADP），あるいはアデノシン一リン酸（adenosine monophosphate：AMP）になるとき，化学エネルギーが発生する（図2-2）．この化学エネルギーは，生体内のさまざまな化学反応に利用することができる．

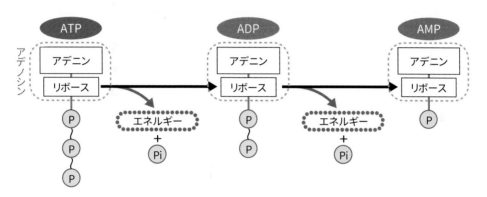

図2-2 ATP および ADP の分解によるエネルギー放出

　ATP は，筋収縮，能動輸送，物質の合成など生命を維持するためにエネルギーを放出して ADP となる．このまま ATP が減少してしまったら，瞬く間に私たちの生命は閉ざされてしまう．そうならないようにするため，エネルギー産生栄養素を体内で燃焼（酸化）させることで，ADP にリン酸を結合させて ATP を再合成している（図2-3）．

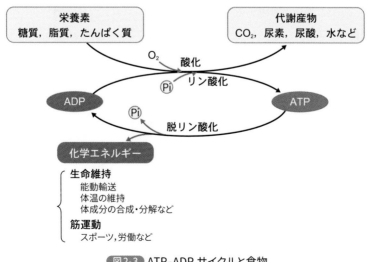

図2-3 ATP–ADP サイクルと食物

3▷ エネルギーは何に使われるか

── 消費の構成要素と消費に影響する因子 ──

エネルギー消費の構成要素には，基礎代謝と食事誘発性熱産生および活動代謝がある（図2-4）.

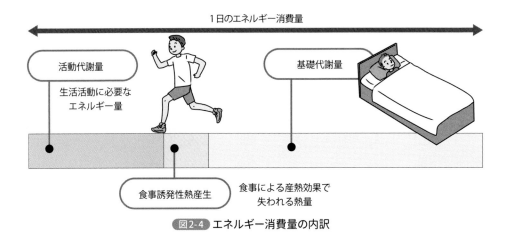

図2-4 エネルギー消費量の内訳

1 基礎代謝量

基礎代謝（basal metabolism：BM）とは，生命を維持するのに必要な最少のエネルギーであり，体温の維持，呼吸運動，心臓の拍動などに用いられる. 基礎代謝量の測定は，食後12〜15時間を経過した空腹時で，身体的・精神的に安静な覚醒状態，さらに20〜25℃の快適な環境下，安静仰臥位で，一定時間に採取した呼気量および呼気ガス中の二酸化炭素と酸素の割合より求める（図2-5）.

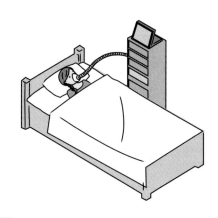

図2-5 生命を維持するために必要な基礎代謝量の測定

組織重量 1 kg 当たりで基礎代謝量を比較すると，心臓，腎臓，脳，肝臓などの臓器が高く，骨格筋や脂肪組織は低い．そのため，脳，心臓，腎臓，肝臓だけで，基礎代謝量に占める割合は 60 ％となる（**表 2-1**）．また，基礎代謝量は体温，季節，内分泌機能など，さまざまな因子により変動する．

表2-1 体重 70 kg の男性における各臓器・組織の基礎代謝量

	重　量 （kg）	体重に対する臓器・組織の割合（％）	臓器・組織の基礎代謝率 （kcal/kg/日）	臓器・組織の基礎代謝量 （kcal/日）	基礎代謝量に対する臓器・組織の割合（％）
肝　臓	1.80	2.57	200.0	360	21
脳	1.40	2.00	240.0	336	20
心　臓	0.33	0.47	440.0	145	9
腎　臓	0.31	0.44	440.0	136	8
その他の組織	23.20	33.09	12.0	278	16
筋　肉	28.00	40.00	13.0	364	22
脂　肪	15.00	21.43	4.5	68	4

（Elia M，1992）

基礎代謝量は，体表面積や除脂肪体重（体重から脂肪重量を差し引いた値）に比例することが知られている．同じ体重であっても，アスリートは運動習慣のない人に比べ筋肉量の多いことが想定される．上述したように，筋肉量が多いと基礎代謝量は増加するため，「日本人の食事摂取基準」に掲載されている一般用の基礎代謝基準値を用いた推定値では，実際の基礎代謝量よりも過小評価する可能性がある．そこで，アスリートの基礎代謝量は，除脂肪体重に基づき推定する方法が推奨されている．

アスリートの基礎代謝量（kcal/日）＝除脂肪体重（kg）× 27.5 〜 28.5（kcal）

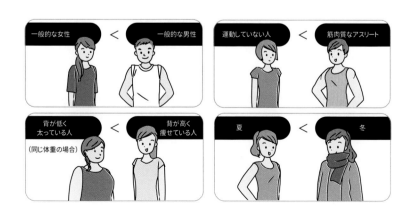

2 食事誘発性熱産生

　食後に体温と心拍数が上昇し，代謝が亢進してエネルギー消費量が増加した状態が続くことを**食事誘発性熱産生**（diet-induced thermogenesis：DIT）という（**図2-6**）．食後30分程度でピークに達し，5〜10時間この状態が見られる．これは，食物の咀嚼・分解・吸収・代謝・排泄のために代謝量が亢進することに加え，食事を見る，匂いをかぐ，味わうなどにより神経が興奮して代謝量が亢進するためである．

　DIT は，摂取した栄養素の種類によって変化し，たんぱく質では摂取エネルギー量の約 30 ％，糖質では約 5 ％，脂質では約 4 ％が DIT として消費する（**表2-2**）．また，標準的な和食を食べた場合には約 10 ％を DIT として消費するといわれている．例えば，2,000 kcal の食事を摂取しても，DIT として 200 kcal を消費するので，体内でエネルギーとなるのは 1,800 kcal となる．

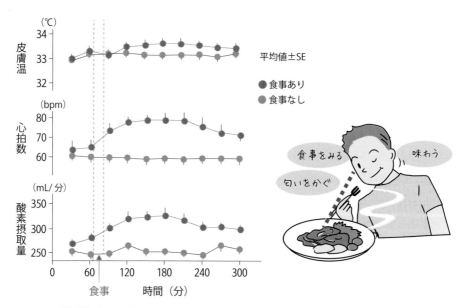

図2-6 食後の皮膚温，心拍数，酸素摂取量の変化（Nielsen B，1987）

表2-2 各栄養素を 100 g 摂取した時のエネルギー量

栄養素	アトウォーター係数（kcal/g）	A)摂取エネルギー（kcal）	DIT（%）	B）DITによる消費量（kcal）	体内での利用エネルギー量（A-B）（kcal）
たんぱく質	4	400	30	120	280
糖　質	4	400	5	20	380
脂　質	9	900	4	36	864

3 身体活動にともなって消費するエネルギー量

　身体活動にともなうエネルギー消費量を正確に測定するためには，二重標識水法（doubly labeled water：DLW）が用いられる．これは，人体に無害な水素と酸素の安定同位体を含む水を飲ませ，約2週間にわたって尿中へ安定同位体が排泄される経過を測定することにより，その間のエネルギー消費量を推定する方法である．正確ではあるが簡便ではないため，誰もが気軽に利用できる測定方法ではない．そこで，身体活動にともなうエネルギー消費量を手軽に知るために，活動量計や心拍計などが用いられる．

　このほか，1日の生活を振り返り，自分の身体活動レベルが表2-3のどの区分に当たるかを判断すれば，1日のエネルギー消費量を推定することができる．どの方法によりエネルギー消費量を測定するかは，費用を掛けてより正確な方法を採用するか，費用を掛けずに簡便な方法を採用するかの選択により決めることになる．

推定エネルギー必要量＝27.5～28.5（kcal/kg 除脂肪体重 / 日）×除脂肪体重（kg）×身体活動レベル

表2-3 種目カテゴリー別の身体活動レベル

種目カテゴリー	期分け	
	オフトレーニング期	通常練習期
持久系	1.75	2.00～3.00
筋力・瞬発力系	1.75	2.00～2.50
球技系	1.75	2.00～2.50
その他	1.50	1.75～2.00

（田口素子，2017）

4▷ エネルギー産生のしくみ

　生体におけるエネルギーとは，この章の初めに記したように ATP が保有する化学エネルギーである．その ATP を産生するために，エネルギー産生栄養素と呼ばれる糖質，脂質，たんぱく質を摂取している．ここではエネルギー産生栄養素からどのようにして ATP を産生するかを順次説明するが，① 酸素を必要としない ATP 産生系と，② 酸素を必要とする ATP 産生系に大別される．

1 運動中はさまざまなエネルギー産生機構が連携する

　各エネルギー産生系の特徴をまとめると**表 2-4** のようになるが，比較的短時間の運動や高強度の運動の場合には，ATP-CP 系と解糖系が主に働き，運動が比較的長時間にわたる場合には酸化系が主に働く．しかしながら，1 つのエネルギー産生系だけが働くことはまれで，各エネルギー産生系が連携し，互いの長所を活かしながら ATP を合成している（図 2-7）．

表2-4 各エネルギー産生系の特徴

エネルギー産生系	無酸素系有酸素系	エネルギー源	エネルギー貯蔵量（cal/kg体重）	持続時間（秒）	パワー出力（cal/kg体重/秒）
ATP-CP系	無酸素系	ATP, CP	100	7.7	13.0
解糖系（乳酸系）	無酸素系	グルコース	230	33	7.0
酸化系	有酸素系	グルコース脂肪酸	膨大	膨大	3.6

パワー出力＝エネルギー源貯蔵量÷持続時間．各エネルギー産生系が単独で働いた場合，生体内では3つのエネルギー産生系が**表1-3**のように協働している．

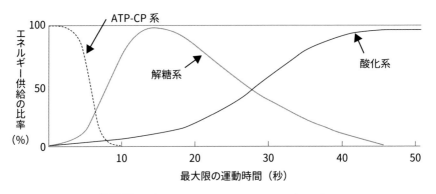

図2-7 最大運動時間と関与するエネルギー産生系

2 無酸素性エネルギー産生

（1）ATP-CP系

　酸素を必要としないエネルギー産生系のひとつに，クレアチンリン酸（CP）からリン酸を切り離したときに放出される化学エネルギーを利用してADPからATPを再合成する仕組みがある（ATP-CP系，**図2-8**）．ATP-CP系は，すでに蓄えられているCPとADPを利用するため，すぐにATPを産生することができる．このため，運動を開始した直後にはひとまずATP-CP系が主に利用される．骨格筋中のCP量はATP量のおよそ5倍あるため，分解されたATPはすぐにCPによって再合成される．したがって，数秒間の運動ならば見かけ上ATPの量は変わらず，CP量のみが減少していることになる．

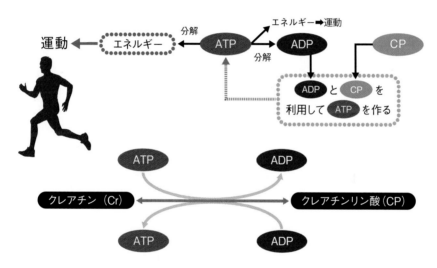

安静時，主に有酸素性エネルギー産生機構で生成したATPのリン酸をクレアチンに渡し，CPとして筋細胞内に保存．緊急的にATPを産生する際，CPのリン酸をADPに渡してATPを産生する．

図2-8 クレアチンリン酸（CP）からのATP産生

　また，ほかのエネルギー産生系（後述する解糖系や酸化的リン酸化など）と比較して，短時間にATPを再生することができる（最もパワー出力が高いと表現する）ことから，全力疾走する場合や，大きな力を発揮する場合にも利用される．ただし，筋細胞内に保持されているCP量は極めて少なく，持続時間はわずか数秒である．

（2）解糖系

　さらに運動が継続される場合は，グルコースをピルビン酸にまで分解する解糖系が働き始める（**図2-9**）．解糖系は細胞質で行われるが，酸素を必要としない ATP 産生系である．解糖系の終末産物であるピルビン酸は，酸素が十分に存在する場合，ミトコンドリア内でさらに分解されるが，無酸素運動の場合，乳酸に変化することから乳酸系とも呼ばれることがある．

　解糖系では2分子の ATP を消費して4分子の ATP を産生するため，1分子のグルコースから2分子の ATP が得られることになる．ATP 産生の効率は低いが，反応に酸素を必要としないこと，反応が速やかに行われる点において解糖系による ATP 産生にはメリットがある．しかしながら，解糖系による ATP の産生が長時間行われると，蓄積した乳酸により組織が酸性になり，筋細胞内での酵素反応が進まなくなることから，このエネルギー産生系も数十秒しか持続できない．乳酸が疲労物質といわれる理由でもあるが，筋で生成した乳酸は血流を介して肝臓に運ばれ，そこでグルコースに作り替えられる経路（コリ回路と呼ばれる）もある．

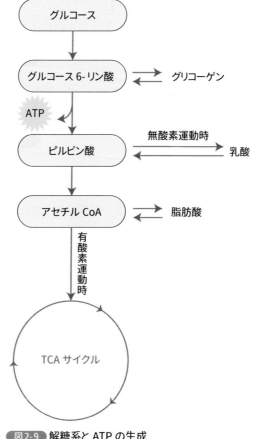

図2-9　解糖系と ATP の生成

3 有酸素性エネルギー産生

　運動が長時間にわたるときには，酸素を利用しながらミトコンドリアのマトリクス内で
TCA サイクル，電子伝達系が ATP 産生を始める．このエネルギー産生系は，有酸素性
エネルギー産生系と呼ばれている．

（1）TCA サイクル（糖質・脂肪・たんぱく質の炭素を二酸化炭素に変換し，水素を引き出す）

　TCA サイクルは，クエン酸回路とも呼ばれる．解糖系で生じたピルビン酸は，ミトコ
ンドリア外膜と内膜を透過し，マトリクスに至る．その後，ピルビン酸は酵素作用により，
炭素1原子と水素1分子が奪われてアセチル CoA に変化して，TCA サイクルに合流する．
TCA サイクルでは，図2-10 に示すような中間代謝物を経ながら，水素分子が奪われる．
奪われた水素分子は，ビタミンから合成される補酵素（NAD^+ や FAD）に渡される．
結果的に TCA サイクルを1回転すると，3分子の $NADH + H^+$ と1分子の $FADH_2$ が
生成し，二酸化炭素（CO_2）として2分子を放出する（図2-10）．

　クエン酸回路では，たんぱく質はアミノ酸となったのち，いろいろな代謝中間物質と
なって，TCA サイクルに運び込まれ，ATP を作るための水素と二酸化炭素に代謝される．

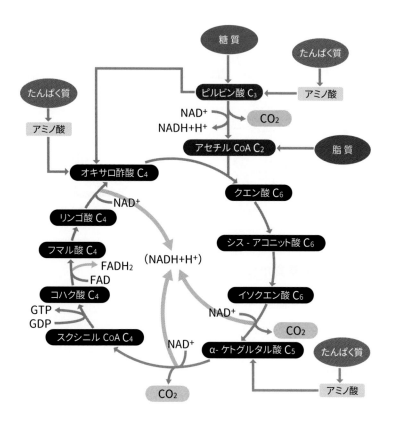

図2-10 TCA サイクルの概要

（2）水素イオンを使ってATPを作り出す電子伝達系

　解糖系とTCAサイクルで生じた水素分子は（実際にはNADH + H$^+$とFADH$_2$として補酵素に保持されている），ミトコンドリア内膜にある電子伝達系（呼吸鎖とも呼ばれる）でATPを産生するために大きな働きをする．

　ミトコンドリア内膜には，膜を貫通するたんぱく質複合体Ⅰ，Ⅲ，Ⅳが存在し，内膜のクリステ側には複合体Ⅱが存在している（図2-11）．この複合体Ⅰ，Ⅲ，Ⅳで電子を受け渡しする際に生じるエネルギーを利用して，水素イオンをマトリクスから外膜と内膜の間（膜間腔）に輸送する．次々とこの電子伝達が行われるので，膜間腔には水素イオンがたくさん蓄積し，まるでダムに満々と水を蓄えているような状態になる．やがてこの水素イオンはATP合成酵素を介してマトリクスに戻るが，この戻る際のエネルギーを使ってADPにリン酸を結合させてATPを合成していると考えられている．ダムに蓄えられた水が，勢いよく排出されて水力発電のタービンを回すような感じである（図2-11）．

　グルコース1分子から産生されるATP数は，解糖系だけならばわずか2分子にすぎないが，TCAサイクルと電子伝達系を含めると，筋肉では36分子も産生される．

　このエネルギー産生系は，乳酸が産生しないこと，体脂肪をエネルギー源にすることができることから長時間にわたってATPを産生することができる．

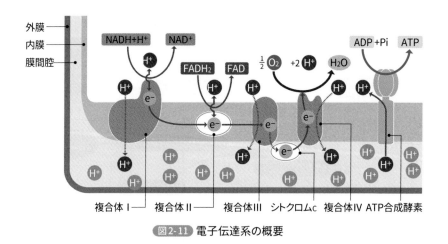

図2-11 電子伝達系の概要

4 エネルギー産生栄養素からのATP産生

（1）糖質からのエネルギー産生

　ご飯，パン，パスタなどの主成分であるでんぷんは，アミラーゼによってマルトースに分解される．マルトースはマルターゼによって分解されグルコースとなる．グルコースまで分解されると，小腸などから吸収されて血液成分となる．これが血糖である．血糖は，全身の組織細胞に取り込まれ，前項で述べたように細胞質においては解糖系で，ミトコンドリア内ではTCAサイクルおよび電子伝達系でATPを合成する．一方，余剰のグルコースは，肝臓や筋肉において多糖体であるグリコーゲンを形成し，貯蔵される．

（2）脂質，たんぱく質からのエネルギー産生

　エネルギー消費量が摂取量を上回っている場合や運動を長時間継続している場合，および飢餓状態などでは，脂肪細胞に蓄えられている脂肪がエネルギー源として利用される．ホルモン感受性リパーゼの作用によって中性脂肪から切り出された脂肪酸は，筋細胞膜を透過して細胞質に入り CoA と結合してアシル CoA となる．アシル CoA は，ミトコンドリア外膜を透過し，外膜と内膜の間（膜間腔）で CoA を離してカルニチンと結合してアシルカルニチンとなって，ミトコンドリア内膜を透過してマトリクス内に入る（図2-12）．マトリクス内に入ったアシル CoA は，α 炭素と β 炭素の間で炭素鎖が切断され，アシル CoA からアセチル CoA 1 つ分が切り取られる．このアシル CoA からアセチル CoA を作りだす過程を β - 酸化と呼ぶ．

　この他，体たんぱく質の分解によって生成するアミノ酸も ATP を作り出すことができる．アミノ酸は，窒素原子をアミノ基（NH_2）として含んでいるが，この窒素は炭素のように体内で酸化排泄することはできない．そこでアミノ酸からアミノ基を取り外し，残った炭素骨格を TCA サイクル（図2-10）で分解し，ATP を産生する．アミノ酸は20 種類あるが，その中でも分岐鎖アミノ酸（BCAA）に分類されるロイシン，イソロイシン，バリンは筋たんぱく質に多く存在し，運動時はこれらのアミノ酸から ATP を作り出す．

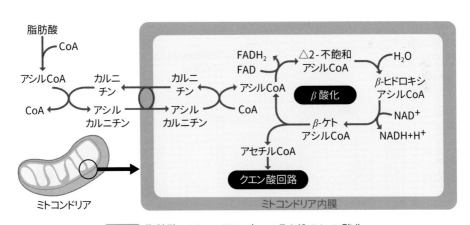

図2-12 脂肪酸のミトコンドリア内への取り込みと β-酸化

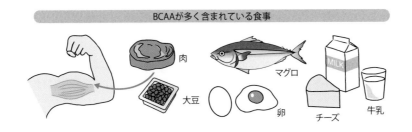

5▷ エネルギー産生機構に与えるトレーニングの影響

　定期的にトレーニングを行い，身体がトレーニングに適応してくるとエネルギー代謝に関係する酵素活性が変化することが報告されているが，トレーニングの内容によって，変化する酵素の種類が異なる．

　ATP-CP系を主なエネルギー産生系とする瞬発的なトレーニングを行うと，ATPをADPに分解する酵素であるATP分解酵素（ATPase）やクレアチンリン酸の合成分解に関係するクレアチンキナーゼなどの酵素活性が上昇する（Karbasi SA，2017）．

　解糖系を主なエネルギー産生系とする10秒から30秒程度のトレーニングを行った場合には，グルコースの細胞透過性が亢進し，その結果，解糖系の律速酵素であるヘキソキナーゼやホスホフルクトキナーゼあるいは乳酸脱水素酵素の活性が上昇し，さらにグリコーゲン分解に必要なグリコーゲンホスホリラーゼ活性の上昇も報告されている．

　酸化系を主なエネルギー産生系とする持久的なトレーニングを行った場合には，TCAサイクルを構成する酵素であるクエン酸合成酵素（Suzuki 2005，図2-13）やコハク酸脱水素酵素（Gjøvaag TF，2008，図2-14）に加え，脂肪酸のβ-酸化に関与するβ-ヒドロキシアシル–CoA脱水素酵素（Serrano AL. 2000），電子伝達系に関与するチトクロームオキシダーゼ（McPhee JS. 2011）などの酵素活性が上昇することが知られている．

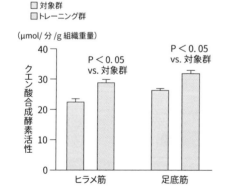

ラットに20％勾配で25 m/分のトレッドミル走を60分間，週5回，6週間行わせた結果，ヒラメ筋および足底筋のクエン酸合成酵素活性が有意に向上した．

図2-13 持久的トレーニングでラット後肢のクエン酸合成酵素活性が向上する

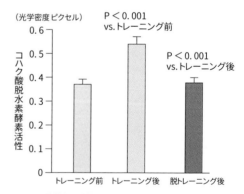

　被検者は肘伸展トレーニングを5週間から8週間行い，規定の総仕事量を達成するまで継続した．トレーニング後，上腕三頭筋のTypeⅠ線維で観察したコハク酸脱水素酵素活性が有意に向上していた．
　トレーニング期間終了後，8週間トレーニングを解除した脱トレーニング群はコハク酸脱水素酵素活性が有意に低下した．

図2-14 持久的トレーニングでコハク酸脱水素酵素活性が向上し，脱トレーニングで低下する

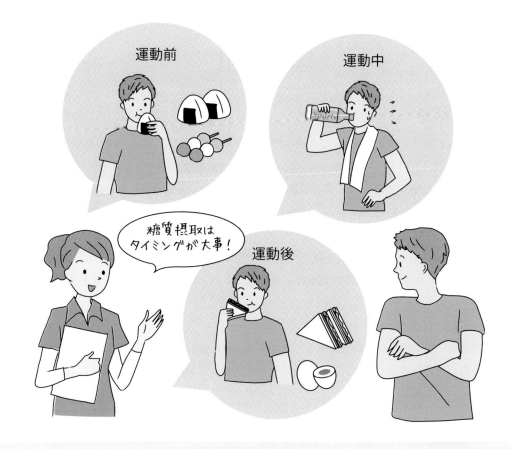

第3章

糖　質
── エネルギー産生栄養素の主役 ──

　カーリング女子日本代表チームが行っている「もぐもぐタイム」．選手たちがもぐもぐしているのは果物，干し芋，どらやき，ゼリーなど糖質中心のものばかりです．なぜだと思いますか．糖質は脂質やたんぱく質に比べ，速やかに消化吸収されエネルギーに変換でき，運動時のエネルギー源としてとても適しているからです．試合中や後半戦に備えて食べるなど，アスリートがどのタイミングでどれくらいの糖質を摂取するかがパフォーマンス維持の鍵となります．

　もし糖質摂取不足下で運動をすると，血糖を維持するために自分の筋肉を分解してしまいます．このような状態での運動は本末転倒です．

　ところで，野菜に多く含まれる食物繊維は，私たちの消化酵素では消化できない食物成分です．これを多く含む食品を摂ると血糖の上昇がゆるやかになるため，どのような食品で糖質を補給するかも工夫のしどころです．

　この章では，アスリートにとって好ましい糖質の摂り方を中心に学びます．

1 ▷ 糖質とは

1 糖質とは

　私たちが体内に取り入れているエネルギー（アデノシン三リン酸：ATP）産生栄養素は，糖質，脂質，たんぱく質である．これら3種類の栄養素の中でエネルギー産生に最も寄与するのは糖質であり，日本人の食事摂取基準では，糖質の摂取割合は 50 〜 65 ％が好ましいとしている．すなわち，生命維持のみならず運動時のエネルギーを生み出す栄養素として，糖質はきわめて重要である．

　エネルギー源としての糖質の構成元素は，炭素（C），水素（H），酸素（O）のわずか3種類であり，これらの元素の数や組み合わせにより，数多くの種類の糖質が存在する．

2 糖質の種類

　糖質は，単糖類，少糖類，多糖類に大別され，多糖類はヒトが有する消化酵素で分解できる消化性多糖類と，分解できない難消化性多糖類（食物繊維）に分類される（図3-1）．

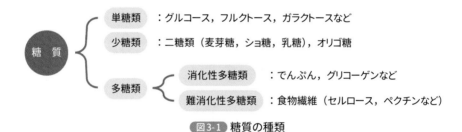

図3-1 糖質の種類

（1）単糖類

　代表的な単糖は，フルクトース（果糖），グルコース（ぶどう糖）およびガラクトースである．いずれも炭素数が6であることから六炭糖と呼ばれるが，それぞれの立体構造は異なる（図3-2）．私たちが日常摂取している糖質のほとんどはグルコースであり，後述するようにでんぷん，グリコーゲンの構成成分である．フルクトースは果物の中に，ガラクトースは乳糖の構成成分として乳汁に含まれている．

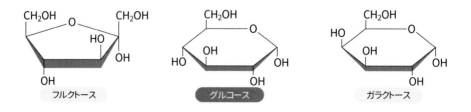

図3-2 単糖類の種類と構造

（2）少糖類

単糖が 2 個〜 9 個結合したものが少糖類である．単糖が 2 個結合した二糖類には，麦芽糖（マルトース），甘さの基準となるショ糖（スクロース）および乳汁に含まれる乳糖（ラクトース）がある（**表 3-1**）．

表3-1 代表的な二糖類の構成糖とそれらの消化酵素

二糖類	構成糖	消化酵素
麦芽糖（マルトース）	グルコース ＋ グルコース	マルターゼ
ショ糖（スクロース）	グルコース ＋ フルクトース	スクラーゼ
乳糖（ラクトース）	ガラクトース ＋ グルコース	ラクターゼ

単糖が 3 個以上結合したものはオリゴ糖とも呼ばれ，主に菓子や飲料などに使用されている．トウモロコシのシロップが代表的な少糖類であるが，トウモロコシのシロップの甘さをよりショ糖（砂糖）に近づけたものが高果糖コーンシロップ（異性化糖）である．

（3）多糖類

多糖類は，単糖が数千個から数万個重合した高分子化合物である．植物は，グルコースを α -1,4 結合で多数結合させた直鎖状のアミロースや，さらに α -1,6 結合によって枝分かれさせたアミロペクチンを合成している（**図 3-3**）．私たちが日常摂取するでんぷんは，これらグルコース重合体の混合物であるが，うるち米（普通のお米）はアミロースとアミロペクチンがおよそ 2：8 の割合で含まれているのに対して，もち米はほぼアミロペクチンである．食物に含まれるでんぷんは，いずれもグルコース重合体（ポリマー）であるが，ポリマーの大きさや立体構造などによって，味，食感，吸収されやすさが異なる．

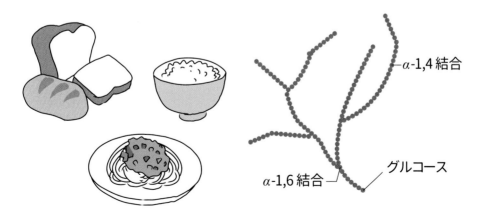

α-1,4 結合

α-1,6 結合

グルコース

図3-3 でんぷんを主成分とする食品とでんぷんの構造模式図

　デキストリンは，消化酵素のα‐アミラーゼによりでんぷんが分解された際に生成するもので，グルコースが数個から数十個結合している．でんぷんがすでに分解されているので，デキストリンの消化吸収は早く，急速に糖質を補充するような場合に利用される．

　サプリメントとして市販されているマルトデキストリンは，グルコースが 10 ～ 20 個程度結合した人工甘味料である．白色粉末で，甘さはブドウ糖より控えめであり，水やスポーツドリンクに溶けやすい．同じエネルギー量を補給する場合，浸透圧の上昇はグルコースよりも低く，消化管からの水分吸収の抑制は比較的少ないと思われる．また，でんぷんに比べると GI 値が高く，急速に血糖値を上昇させることができるので，運動中の水分＋エネルギー補給に適しているとされている．

　グリコーゲンは，前述したように，グルコースが多数結合した多糖体である．グリコーゲンは，アミロペクチンに似た分岐鎖グルコースポリマーであるが，アミロペクチンよりも枝分かれが多く，結合しているグルコースの数も多い．肝臓のグリコーゲンは血糖が低下すると，グルカゴンの作用により分解が促進されてグルコースとなり，血糖を一定に維持するのに寄与している．一方，筋グリコーゲンはエネルギー産生のみに使用され，血糖を供給することはない（図 3-4）．

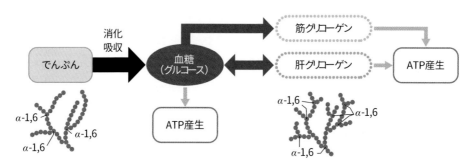

図 3-4 でんぷん，血糖，グリコーゲンの関係

2▷ 糖質の消化・吸収

1 消化・吸収とは

（1）消　化

　私たちの体は，たった1個の細胞（受精卵）が分裂増殖と分化を繰り返し，およそ60兆個の細胞からできている．すなわち，人体は細胞の組み合わせである．化学工場に例えられる肝臓も，体全体に血液を送る心臓も，もちろん食物を消化吸収する消化管も細胞が寄せ集まってできている．

　摂取した食物，たとえばでんぷんやたんぱく質などの高分子化合物は，分解されてグルコースやアミノ酸などの低分子化合物にならないと細胞の寄せ集まりである消化管から血液中に吸収されない．すなわち，消化とは消化酵素などによって巨大分子の食物成分を吸収できる状態まで分解する過程である．

（2）吸　収

　食物を口腔内でかみ砕き，飲み込んだら吸収されたと思いがちであるが，大きな間違いである．口から肛門までつながる7〜8mもある伸縮自在のホースが体内に収まっており，その中を食物が消化されながら移動していく．これ以上細かくできないところまで分解されたものが，随時，消化管を構成する吸収細胞に取り込まれることになる．この取り込みが吸収である．

　吸収には，① 栄養素の濃度の高い方（消化管内）から低い方（吸収細胞）へと自動的に移動する仕組み（受動輸送と呼ぶ）と，② 消化管内の栄養素濃度が低いにもかかわらず濃度の高い吸収細胞に取り込まれる巧妙な仕組み（能動輸送）がある．

　体内に十分な量があれば吸収されずに排泄される栄養素（例えば鉄やコレステロールなど）もあれば，グルコースやアミノ酸などのエネルギー産生栄養素は，②の方法でほとんどすべて吸収され，便の中には排泄されない仕組みになっている．

2 糖質の消化

　私たちが日常摂取するのはグルコースがたくさん集まっているでんぷんである.

　でんぷんを消化する酵素は唾液および膵液に含まれるアミラーゼ（でんぷんを二糖のマルトースに分解する）, および腸液や小腸上皮細胞の刷子縁膜に結合しているマルターゼ（マルトースを二分子のグルコースに分解する）である（図3-5）.

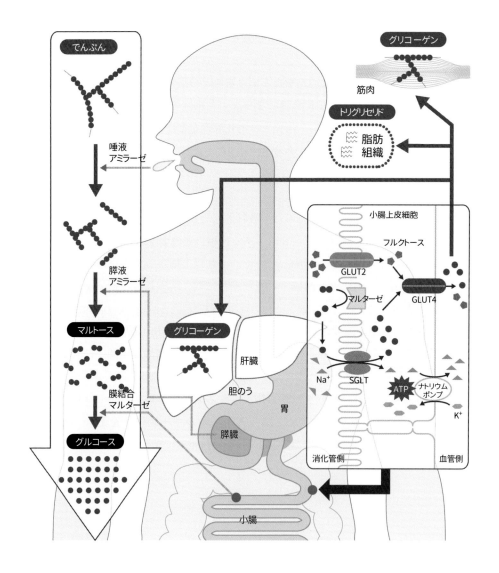

図3-5 糖質の消化と吸収

3 糖質の吸収

　図 3-5 に示したように，グルコースは極めて巧妙な仕組みで吸収される．私たちの体を構成する細胞は，ATP を消費しながら働くナトリウムポンプによって細胞内のナトリウムイオン（Na^+）濃度は細胞外に比べて極めて低く保たれている．Na^+ の濃度勾配によって Na^+ が消化管から小腸吸収細胞になだれ込む際，消化管のグルコースを伴って流入する．これをナトリウム共輸送と呼び，図 3-5 中の SGLT（sodium/glucose cotransporter）が共輸送を行っている担体である．この原理でグルコースが消化管から細胞に取り込まれると，たとえ細胞内のグルコース濃度よりも消化管内のグルコース濃度が低くても，吸収される（能動輸送）．それゆえに，摂取したでんぷんは糞便に排泄されることなく全て吸収されて血液中に取り込まれる．

　単糖としてのガラクトースはグルコースと同様に SGLT を介して小腸上皮細胞に吸収されるが，フルクトースはグルコース輸送担体 2（GLUT 2）を介して吸収される（図 3-5）．したがって，グルコースの吸収とは競合しないのでエネルギー源を急速に補給したいような場合は，グルコースのみで糖質を摂取するより，フルクトースを含む方が同じ時間内により多くの糖質が吸収される．

4 吸収された糖質のゆくえ

　吸収されたグルコース（糖）は血液中に現れ，すべての細胞に取り込まれてエネルギー（ATP）産生に利用されるが，血糖値が高くなりすぎると，尿中に糖が漏れ出てしまう．それを防ぐため，インスリンは筋肉細胞や脂肪細胞へのグルコースの取り込みを促進し，血糖値を正常レベルに戻す．筋肉細胞では，浸透圧の上昇を防ぐためグルコースを繋ぎ合わせてグリコーゲンとして保存し，脂肪細胞ではグルコースから脂肪酸，さらに脂肪（トリグリセリド）を合成して保存している．

　血糖値が低下すると，肝臓のグリコーゲンを分解して 1 個 1 個のグルコースにして血液中に放り出し，血糖値を一定に維持している．

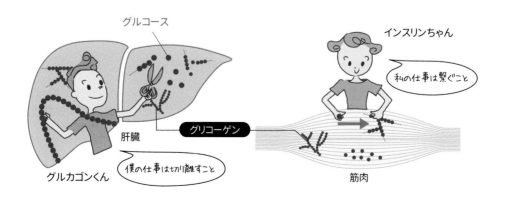

3 ▷ 糖質のはたらき

1 エネルギー供給源

(1) なぜ糖質は効率のよいエネルギー供給源なのか

　私たちは生命を維持するために，また体を動かすために必ずエネルギー（ATP）を必要とする．食事をする目的のひとつは，体内でATPを産生することのできる栄養素（糖質，脂質，たんぱく質）を体内に取り入れることである．

　体内に貯蔵できる糖質量は数百グラム程度であるが，脂質の貯蔵量は糖質の数十倍であり，また単位重量当たりのエネルギー産生量から見ても，糖質は4 kcal/gであるのに対して脂質は9 kcal/gである．したがって，糖質よりも脂質の方が効率のよいエネルギー供給源と思われがちである．しかし，体内における栄養素の代謝経路から考えると，脂質よりも糖質の方がはるかに勝っている．例えば糖質からは，高強度運動に該当する無酸素運動時でも有酸素運動時でもATPを産生できるが，脂質は有酸素運動時にしか産生できない．それは酸素を必要とするクエン酸回路と連動する酸化的リン酸化でしかATPを作れないからである（第2章参照）．また，糖質は単位時間当たりのエネルギー（ATP）産生能力が高いなどの理由から，長時間の有酸素運動においても体内に蓄積されている糖質（グリコーゲン）が優先的に利用される．

(2) 糖質摂取はパフォーマンスを向上させる

　1時間以上継続される持久的運動やサッカー・バスケットボールなどの運動量の多い競技，もしくはインターバルトレーニングなどに代表される高強度間欠的運動は，体内に糖質を十分に蓄えておくことや体内の糖質を維持する戦略を用いることでパフォーマンスを維持向上させることができる．例として図に示すように，体内のグリコーゲンの貯蔵量が多い場合ほど，疲労困憊までの運動継続時間が長いことが分かる（図3-6）．また糖質の欠乏は，エネルギー不足から単位時間当たりの仕事量や集中力，やる気にも影響する（Thomas DT 他, 2016）．

2 グリコーゲンの回復

(1) グリコーゲンが不足すると筋たんぱく質が分解されてしまう

　アスリートは日々のトレーニングをよいコンディションで行うために，失った体内のエネルギー源（グリコーゲン）を次の日までに回復しておく必要がある．十分な糖質を摂取しないと，筋グリコーゲン量が十分に回復されず，次の運動の機会にエネルギー不足の状態で運動を行うことになってしまう（図3-7）．

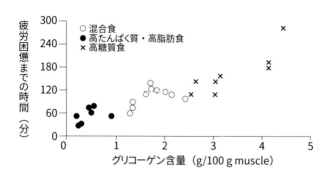

図3-6 筋グリコーゲン量と運動継続時間（Bergstrom J 他, 1967）

　たんぱく質や脂質に富んだ食事に比べ，糖質に富んだ食事を摂取すると筋グリコーゲン量も運動継続時間も数倍長くなる．

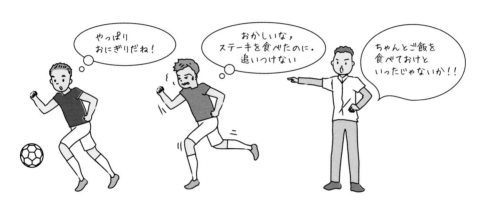

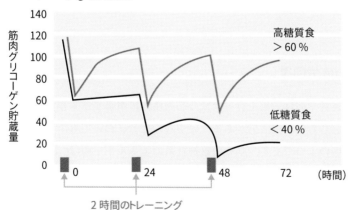

図3-7 筋グリコーゲンの回復と糖質食（Costill DL 他, 1980）

　総摂取エネルギー量の 40 ％以下の低糖質食では 1 日 2 時間のトレーニングであっても，日を追うごとに筋グリコーゲン量は低下するが，60 ％以上の高糖質食の場合は，翌日のトレーニング開始時には筋グリコーゲン量は高レベルに回復している．

　さらにエネルギー不足の状態で運動を行うと，身体は糖質以外のエネルギー源である アミノ酸からグルコースをつくり出す．糖新生と呼ばれるこの経路が働き始めると，アミ ノ酸の供給源となる筋たんぱく質が過剰に分解され，せっかく蓄積した筋たんぱく質から ATPをつくり出すことになってしまう（図3-8）．したがって，筋肉内のグリコーゲンが 不足している状態で運動するということは，骨格筋を切り崩してエネルギーを得ている ような本末転倒な状態であり，アスリートにとっては避けなければいけない状態である．

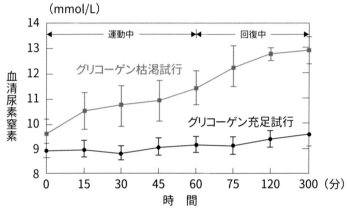

図3-8 運動前の筋グリコーゲン量と筋たんぱく質の分解（Lemon PW 他, 1980）

　尿素はアミノ酸の最終代謝産物である．尿素量が多いということはアミノ酸の分解が，すなわち 体たんぱく質の分解が進んだことを表す．
　グリコーゲン充足試行は，試験3日前より高糖質食を摂取し，筋肉内にグリコーゲンがたくさん 蓄積されている状態である．
　筋肉グリコーゲンが枯渇している場合，運動時間に比例して，また運動後でも体たんぱく質の 分解が亢進していることが分かる．

3 運動後の疲労回復

　疲労には，運動や肉体労働を行った後の筋肉疲労に由来する末梢性疲労と，脳が主体と なって疲労を感じる中枢性疲労がある．いずれの疲労においてもエネルギー不足が疲労を 引き起こす原因の1つである．脳や中枢神経系のエネルギー源は，主にグルコースである． 運動したり疲労したりすると，神経系が抑圧され脳内の神経伝達物質も増加する．これら の神経伝達物質を作り出すためにもエネルギーが必要であり，脳機能を働かせるために 糖質が利用される．そして慢性的なエネルギー不足から，オーバートレーニング症候群 とよばれる慢性的な疲労感が続く深刻な状態に陥ってしまう．オーバートレーニング症候群 は，完治するために数か月かかるといわれ，その間パフォーマンスも低下する．そのため 運動後のリカバリー期において適切な量の糖質を摂取して日々の疲労回復に努めることが とても重要である．

4▷ 糖質の貯蔵
—— 糖質はどのくらい身体に蓄えることができるのか ——

1 糖質の体内の貯蔵量

体内の糖質は，血液中ではグルコースとして，肝臓や筋肉中にはグリコーゲンとして貯蔵されている（表3-2）.

表3-2 座位が多い一般人のおおよその糖質貯蔵量

臓器	量（g）	熱量（kcal）
血液（グルコース）	5	20
肝臓（グリコーゲン）	75 〜 100	300 〜 400
筋肉（グリコーゲン）	300 〜 400	1,200 〜 1,600

2 糖質の貯蓄方法

筋肉内にグリコーゲンを貯蔵するためには，糖質の摂取量を増やさなければならない.
図3-9は，1日当たりの糖質摂取量と24時間後の筋グリコーゲン貯蔵量を示したものである．図から明らかなように，筋グリコーゲン量は糖質摂取量に比例して増加している.
筋グリコーゲンを増やすためにはより多くの糖質を摂取しなければならないが，朝食，昼食，夕食の1日3食で摂取しきれなければ，補食（おやつ）として摂取するのもよい.

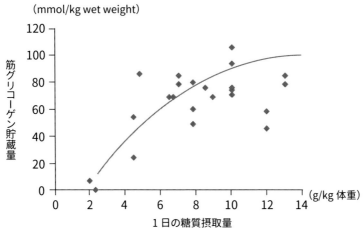

図3-9 糖質摂取量と筋肉中のグリコーゲン貯蔵量（Burke LM 他, 2004）

5 ▷ 糖質の利用

―― 糖質は運動中にどのように使われるか ――

1 運動強度別にみた糖質の利用

運動強度別のエネルギー源を図 3-10 に示す．この場合運動強度は最大酸素摂取量で表されている．最大酸素摂取量は全身で取り込むことができる最大の酸素量を示し，有酸素運動能力を表す指標としても用いられている．85 ％の運動強度は継続不可能なかなりつらい運動を，65 ％の運動強度はジョギングなどの中程度の運動を，25 ％の運動強度は軽い家事を行う程度の運動をイメージしてもらうとよい．25 ％の運動強度では主に体内に蓄積されている脂肪がエネルギー源になるが，運動強度が増すと徐々に糖質の利用割合が増え，85 ％の運動強度では 70 ％以上が糖質をエネルギー源として利用している．このように，運動強度が変化するとその際に利用される体内のエネルギー源が変化する．

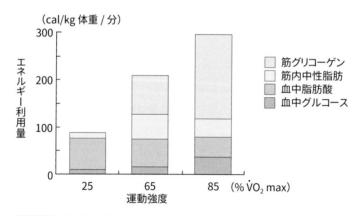

図3-10 運動強度別にみたエネルギー供給源（Romijn JA 他, 1993）

2 糖質の維持・補給が運動にどのような影響を及ぼすか

長時間の運動や間欠的運動時には，骨格筋や脳などの中枢神経系の機能を維持するために，糖質を蓄え運動中利用できる状態にすることが重要である．体内グリコーゲンの不足は，疲労を引き起こし同じ強度の運動を維持することが難しくなる．また中枢神経系への影響から，疲労感，さまざまな運動スキル，やる気や集中力などの低下を引き起こす．運動の種類，気候や環境，アスリートのトレーニング状況により糖質摂取の戦略は異なるが，運動中適切に糖質を補給することにより，グリコーゲンを維持し，筋たんぱく質の分解を防ぐことが可能である．また集中力を維持することによりパフォーマンスの低下予防はもちろんのこと，けが予防にもつながる．次の項では，運動前，運動中，運動後の糖質補給におけるさまざまな戦略を紹介する．

6▷ 糖質の摂取

1 必要量

（1）運動強度，運動時間による違い

　グリコーゲンの蓄積量はパフォーマンスに影響を及ぼすことから，適切な糖質摂取の栄養学的戦略を用いることがよいパフォーマンスのカギとなる．アスリートの体格やスポーツの種類,練習時期によっても異なるが,何よりも日々の運動量によって摂取すべき量が異なることに注意を払わねばならない．表3-3には，日々のリカバリーに必要な1日当たりの糖質摂取推奨量を示す．

表3-3 日々のリカバリーのために必要な1日当たりの糖質摂取推奨量（Thomas DT 他 , 2016）

運動強度	運動内容	摂取推奨量 （kg体重/日）
低 強 度	低強度およびスキル系の運動	3〜5g
中 強 度	中強度の運動を1日に1時間以内	5〜7g
高 強 度	中〜高強度の持久系運動を1日に1〜3時間	6〜10g
超高強度	中〜高強度の過酷な運動を1日に4〜5時間以上	8〜12g

米国スポーツ医学会，米国およびカナダ栄養士会合同のガイドライン2016を参考に作成．
上記の摂取推奨量は，1日の総量であるので，3食の食事に加え補食や飲料からの糖質摂取すべて含まれる．摂取推奨量が多いアスリートは，食事の回数を増やしたり補食を利用し，1日を通して分散して摂取するとよい．

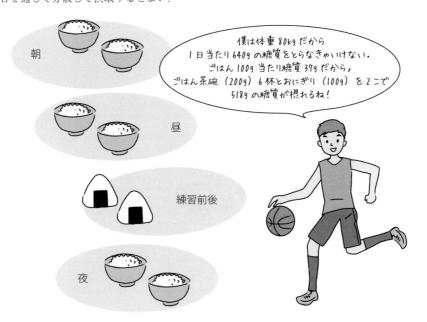

2 摂取のタイミング

表3-4に，グリコーゲンローディングの手法の他に，試合や運動の前・中・後における糖質摂取戦略を示す．

表3-4 運動の前・中・後における糖質摂取推奨量（Thomas DT 他, 2016）

エネルギー補給の目的	状　況	摂取推奨量
一般的なエネルギー補給	90分未満の試合への準備	7〜12 g/kg体重/日
グリコーゲンローディング[1]	90分を超える持続的／断続的な試合への準備	10〜12 g/kg体重/日（36〜48時間前から）
すばやい補給[2]	リカバリーの時間が8時間未満の場合	1〜1.2 g/kg体重/時（運動後4時間はこの量で，その後は一般的な補給のガイドライン（表3-3）に従う）
試合前の補給[3]	試合の1〜4時間前	1〜4 g/kg体重
持久性運動中（球技など stop & go を含む）	試合時間が1〜2.5時間	30〜60 g/時
超持久性運動中	試合時間が2.5〜3時間以上	90 g 以上/時

米国スポーツ医学会，米国およびカナダ栄養士会合同のガイドライン2016を参考に作成
1）グリコーゲンローディングとは，筋グリコーゲン量を高める栄養学的手法である（第11章参照）．
2）グリコーゲンの回復は1時間当たり約5％程度である（Burk LM 他, 2004）．1日に午前と午後の練習がある場合や複数回試合がある場合など，グリコーゲンのリカバリーを素早く行う必要がある場合は，運動後糖質をすばやく補給（1時間当たり1〜1.2 g/kg体重）することが必要である．
3）高糖質で，低脂肪，低食物繊維，低〜中程度のたんぱく質を含む食事が好ましい．

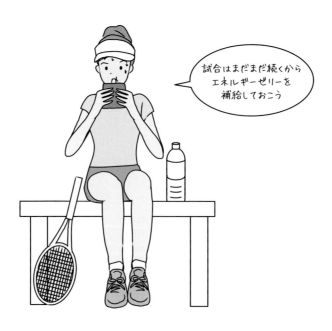

試合はまだまだ続くからエネルギーゼリーを補給しておこう

運動後素早く糖質を摂取すると，効率よく筋グリコーゲンを回復させることができる（図 3-11）．そのため，運動後の食事や補食は計画的に準備しておくとよい．また運動後の筋グリコーゲンの回復において糖質だけでなくたんぱく質と一緒に摂取することで，同量のエネルギー量の糖質単体を摂取した場合より，グリコーゲンをより回復させることができる（Zawadzki KM, 1992）．これは，たんぱく質を合わせて摂取することにより，インスリン分泌が増強されることによると考えられている．

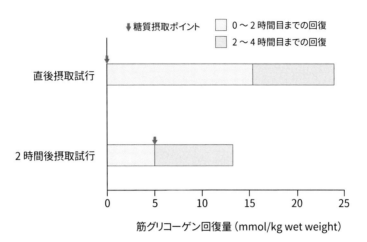

図3-11 運動後の糖質摂取のタイミングと筋グリコーゲン回復（Ivy JL, 他 1988）

　　70 分間の自転車運動を行った後，糖質飲料（2 g/kg体重）を運動直後に摂取した場合と運動終了 2 時間後に摂取した場合の，筋グリコーゲンの回復量を示している．
　　運動直後に摂取した場合は 2 時間におよそ 15 mmol/kg wet weight のグリコーゲンが筋肉に蓄積するが，運動 2 時間後に摂取したのではおよそ半分の 8 mmol/kg wet weight しか蓄積されない．

3 過剰摂取による影響

　糖質は，最も重要なエネルギー源として体内では常に充足状態であることが望ましい．しかし，糖質を過剰に摂取すると，余剰エネルギーは体脂肪として蓄積される．そうならないように，それぞれのアスリートが適切な糖質量を把握し，摂取することが重要である．

4 糖質を多く含む食品

糖質を多く含む食品を**表** 3-5 に示す.

表3-5 糖質を多く含む食品

食 品	糖 質 (g/100 g)	食 品	糖 質 (g/100 g)
糖 類		**穀物製品**	
砂糖：ショ糖，テンサイ糖， 粉糖	99.5	でんぷん：トウモロコシ， タピオカ，葛	86 ～ 88
赤砂糖，カエデ糖	90 ～ 96	穀類（乾燥）：トウモロコシ，小麦， オート麦，ふすま	68 ～ 85
キャンディー	70 ～ 95	粉類：トウモロコシおよび 小麦（精製）	70 ～ 80
ハチミツ（抽出）	82	ポップコーン（煎ったもの）	77
シロップ：テーブルシロップ， 糖蜜	55 ～ 75	クッキー：プレーン， 取り合わせ	71
ジャム，ゼリー，マーマレード	70	クラッカー（塩味）	72
炭酸甘味飲料	10 ～ 12	ケーキ：プレーン， アイシングなし	56
果 物		パン：白，全粒小麦，ライ麦	48 ～ 52
プルーン，アンズ，イチジク （加熱調理済，甘味無添加）	12 ～ 31	（調理後）マカロニ， スパゲッティ，麺	23 ～ 30
バナナ，ブドウ，サクランボ， リンゴ，西洋ナシ	15 ～ 23	シリアル（調理後）：オート麦， 小麦，粗びきトウモロコシ	10 ～ 16
生のパイナップル， グレープフルーツ，オレンジ， アプリコット，イチゴ	8 ～ 14	**野 菜**	
牛 乳		茹で野菜：トウモロコシ，ジャ ガイモ，サツマイモ，豆類	15 ～ 26
脱脂乳	6	ビート，ニンジン，タマネギ， トマト	5 ～ 7
全乳	5	葉菜類：レタス，アスパラガス， キャベツ，ホウレンソウ	3 ～ 4

7▷ 食物繊維

1 食物繊維とは

　食物繊維は，グルコサミンなどの糖質誘導体や β － D グルコースが多数結合しており，ヒトが有する消化酵素では消化できないことから，難消化性多糖類に分類されている（図 3-1）．食物繊維，特に粘調性の高い水溶性繊維が食品に含まれていると，その繊維が消化酵素のはたらきを抑える結果，血糖値が急激に上がらないなど，糖尿病の予防改善などで好ましいはたらきがある．しかし，エネルギー源にならないことから運動中における食物繊維摂取は避けた方が好ましい．

　食物繊維，特に不溶性繊維は便の量を増やしたり，保水性が高いことから便秘の予防改善に効果的である．便秘になると，不快であるだけでなく消化吸収能力が低下することから，日々のリカバリーに影響する可能性がある．その他腸内環境は，免疫力に影響を及ぼすことがわかっていることから，便秘になりやすい選手は，たかが便秘とあなどらず，食物繊維を利用して便秘解消に努めるべきと思われる．

生野菜サラダのみでは食物繊維は不足

食品名	1食あたりの常用量		食物繊維含有量		
	g	目安量	総量 (g)	水溶性 (g)	不溶性 (g)
トマト	100	1/2 個	1.0	0.3	0.7
たまねぎ	50	1/2 個	0.8	0.3	0.5
キャベツ	40	千切り・片手平山盛り1杯	0.7	0.2	0.6
はくさい	50	中葉1枚	0.7	0.2	0.5
きゅうり	50	1/2 本	0.6	0.1	0.5
レタス	25	中葉1枚	0.3	0.0	0.3

　日本人の食事摂取基準 2020 によると，食物繊維の目標摂取量は，男性（18～64 歳）21 g/ 日以上，女性（18 ～ 64 歳）18 g/ 日以上です．トマトなら 1 日に 9 個～ 11 個，キャベツの千切りなら片手平山盛りを 1 日に 25 ～ 30 杯食べなければなりません．そんなに食べられませんよね．そこでお勧めなのが電子レンジで加熱した野菜（生のホウレンソウなら両手でつかむ量も加熱したらほんのわずかな量に），あるいは主食を白米にするのではなく食物繊維が残る七分付き米に，などがお勧めです．

2 グリセミックインデックス（GI値）とは

1990 年代から始まったグリセミックインデックスは，食後血糖値の上昇度合を示す指標である（図 3-12）.

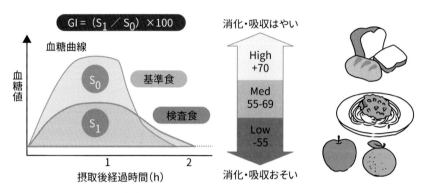

$$GI = (S_1 / S_0) \times 100$$

図3-12 グリセミックインデックスの求め方

S_0 は基準食としてグルコース溶液を摂取した場合の 0 〜 2 時間の血糖曲線の面積を，S_1 は同じ糖質量を含む検査食の面積を示す.

GI 値の異なる食品を，表 3-6 に示す. すばやく糖質補給を行いたい場合や高糖質食の場合には GI 値が高いものを，逆にゆるやかに血糖値を上昇させ，インスリンの分泌を抑えたいときには GI 値の低い食品が勧められる. インスリンは血中の糖分を脂肪に変えて体にため込むはたらきがある. 高 GI 値の食品は，血糖値を急激に上昇させるためインスリンが過剰分泌され，体脂肪が蓄積されやすくなってしまう. 玄米や全粒粉の小麦は白米や通常の小麦に比べ精製されていないため食物繊維が残っており GI 値が低く，血糖値の上昇はゆるやかになる. 一般的に野菜や果物も食物繊維が多いため GI 値は低い. 脂が多い肉類や乳製品も消化吸収が遅くなるため，GI 値は低い. アスリートは，素早くグリコーゲンを回復させたい場合もあれば，体脂肪をコントロールしながら食事をしなければならない場合もあるため，GI 値は食品選びの際の一助となるだろう.

表3-6 一般的な食品のグリセミックインデックス（GI）

	食品例
高 GI （70 以上）	白米，食パン，菓子パン，餅，うどん，コーンフレーク，じゃがいも，とうもろこし，ドーナツ，ケーキ
中 GI （56 〜 69）	玄米，そば，全粒粉のパン，ライ麦パン，かぼちゃ，パスタ，マカロニ，アイスクリーム，パイナップル，すいか，桃缶
低 GI （55 以下）	さつまいも，果物類，野菜類，豆類，ナッツ類，海藻類，肉・魚介類，乳製品

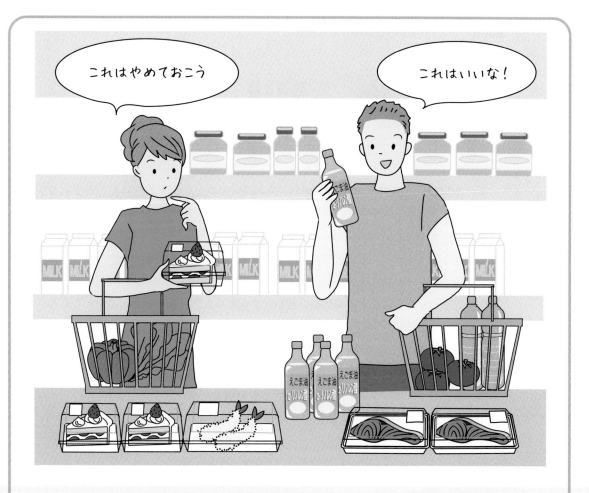

第4章

脂 質
― 肥満分子の知られざるはたらき ―

　「脂肪＝肥満」と考えられやすく，体脂肪のイメージはあまりよくありません．しかし，体脂肪は無尽蔵ともいえるエネルギー源として重要な役割を果たしています．また，エネルギー貯蔵に加え，例えば水泳などでは体温が低下するのを防いだり，激しいコンタクトを伴う相撲やラグビーなどでは体への衝撃を吸収する役割があります．

　ところで「日本人の食事摂取基準」では脂質の摂取量に加え，脂質の構成成分である脂肪酸の種類まで定めていることから，食品として脂質を摂取する際，どのような食品を摂取するのがよいか悩まねばなりません．例えば，n-3系と分類される脂肪酸は体内でとてもよいはたらきをすることがわかってきました．n-3系脂肪酸は，魚油やえごま油に多く含まれています．サバやサケなど油の多い魚や，えごま油を使ったドレッシングなどで積極的に摂取したいものですね．

　この章では，脂質の種類やはたらきに加え，脂質の適切な摂取量について学びます．

1 ▷ 脂質とは

「あぶら」を指す言葉は，「脂肪」，「油」，「脂」，「脂質」など複数あるが，厳密には
それぞれ意味が異なる．その中で「脂質」とは，主に栄養学の分野で用いられる言葉で
あり，「有機溶媒に溶ける物質」と定義され，水には溶けず，アルコールやエタノールに
は溶ける．脂質は，トリグリセリドに加え，リン脂質，ステロール，糖脂質も含まれる
（表 4-1）．調理用のあぶらや豚や牛の脂は，トリグリセリドもしくは中性脂肪のことで
ある（図 4-1）．糖質やたんぱく質は 1 g 当たり 4 kcal のエネルギー量を持つのに対して，
脂質は 1 g 当たり 9 kcal である．そのため，多くのエネルギーを必要とするアスリートに
とって重要なエネルギー源でもあるが，摂りすぎるとさまざまな健康問題を引き起こす．
また，トリグリセリドを構成する脂肪酸の種類によって，人体へよい影響をあたえるもの
もあり，さまざまな種類の脂肪酸の人体への影響についても注目してもらいたい．

1 脂質の分類

脂質は，単純脂質，複合脂質，誘導脂質の 3 つに分類される（表 4-1）．

単純脂質とは，グリセロールと脂肪酸から構成される基本的な脂質で，構成元素は炭素，
水素，酸素のみである．

複合脂質とは，単純脂質にリン酸や糖質などが加わっている脂質で，リンや窒素も構成
元素となっている．

誘導脂質とは，単純脂質および複合脂質が加水分解して生成した遊離脂肪酸，および
ステロイド骨格を有するコレステロールなどを示す．

表4-1 脂質の分類

単純脂質	中性脂肪	グリセロールと脂肪酸のエステル，モノグリセリド，ジグリセリド，トリグリセリド
複合脂質	リン脂質	グリセロール，脂肪酸の他，リン酸や窒素化合物を含む脂質，グリセロリン脂質（ホスファチジルコリン，ホスファチジルエタノールアミンなど），スフィンゴ脂質（スフィンゴミエリン，セラミドなど）
	糖脂質	脂肪酸，単糖類，窒素塩基の化合物（セレブロシド，ガングリオシドなど）
誘導脂質	ステロール	ステロール類（コレステロール，胆汁酸など）

2 脂質の構造

　単純脂質も複合脂質も，グリセロールに脂肪酸がエステル結合しているのが基本構造である（図4-1）.

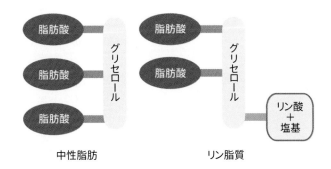

中性脂肪　　　　　　　　　リン脂質

図4-1 単純脂質（トリグリセリド）と複合脂質（リン脂質）の構造

　動物性脂肪のラードもてんぷらに使用する植物油も，単純脂質のトリグリセリド（TG）である．前者は室温で固体，後者は液体である．同じ構造にもかかわらず，このような物理的な差が生じるのはなぜだろうか．それは結合している脂肪酸の性質による.

　脂肪酸は，炭素（C），水素（H）が鎖のようにつながっており（炭化水素鎖と呼ぶ），端にカルボキシ基が結合している（図4-2）.

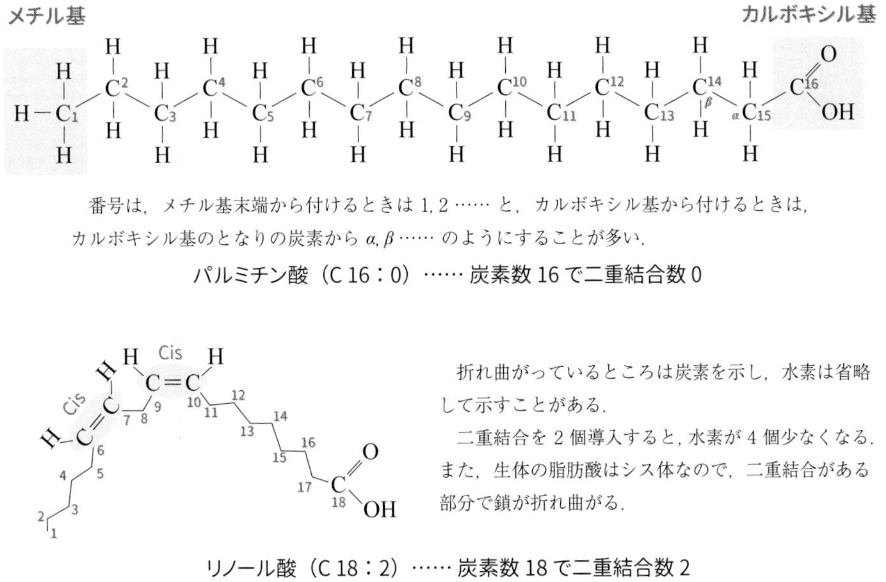

メチル基　　　　　　　　　　　　　　　　　　**カルボキシル基**

番号は，メチル基末端から付けるときは 1, 2 …… と，カルボキシル基から付けるときは，カルボキシル基のとなりの炭素から α, β …… のようにすることが多い.

パルミチン酸（C 16：0）…… 炭素数 16 で二重結合数 0

　折れ曲がっているところは炭素を示し，水素は省略して示すことがある.
　二重結合を 2 個導入すると，水素が 4 個少なくなる．また，生体の脂肪酸はシス体なので，二重結合がある部分で鎖が折れ曲がる.

リノール酸（C 18：2）…… 炭素数 18 で二重結合数 2

図4-2 飽和脂肪酸（パルミチン酸）と不飽和脂肪酸（リノール酸）の構造

第4章

脂
質

51

　炭化水素鎖は，長くなるほど疎水性（水に溶けにくい性質）と融点（溶け始める温度）が高くなる．このような性質は炭化水素鎖の長さに依存するだけではない．**図 4-2** に示すリノール酸のように，構造の中に二重結合を有するか否かによっても異なり，二重結合数が多い脂肪酸ほど，融点が低くなる（**表 4-2**）．

表4-2 脂肪酸の種類と特徴

分　類		おもな脂肪酸	脂肪酸の特徴			比較的多く含む
			炭素数	二重結合数	融点（℃）	
飽和脂肪酸	短鎖	酪　酸	4	0	-8	乳油
		カプロン酸	6	0	-3	乳油
	中鎖	カプリル酸	8	0	17	やし油，パーム核油，乳脂
		カプリン酸	10	0	32	やし油，パーム核油，乳脂
	長鎖	ラウリン酸	12	0	44	やし油，パーム核油
		ミリスチン酸	14	0	54	やし油，パーム核油
		パルミチン酸	16	0	63	豚脂，牛脂
		ステアリン酸	18	0	70	豚脂，牛脂
不飽和脂肪酸	一価不飽和脂肪酸	オレイン酸	18	1	12	紅花油，オリーブ油，菜種油，ナッツ類
	多価不飽和脂肪酸 n-6系	リノール酸	18	2	-5	植物油脂
		アラキドン酸	20	4	-49	レバー，卵
	n-3系	α-リノレン酸	18	3	-11	亜麻仁油，えごま油
		エイコサペンタエン酸（EPA）	20	5	-54	魚　油
		ドコサヘキサエン酸（DHA）	22	6	-78	魚　油

　乳　脂：牛乳，クリーム類，チーズ類，バター

（1）飽和脂肪酸

　飽和脂肪酸は，炭化水素鎖中に二重結合を持たず水素で飽和されている（図4-2）. 炭素数によって性質が大きく異なり，短鎖脂肪酸は水に溶けやすく，融点が低いため室温では液体である．一方，長鎖脂肪酸は水に溶けず，融点が高いため室温では固体である．飽和脂肪酸は，食品からの摂取だけではなく，糖質やたんぱく質の中間代謝産物であるアセチルCoAから体内で合成することもできる．体脂肪を構成する脂肪酸の多くはパルミチン酸やステアリン酸である．それゆえに，長鎖飽和脂肪酸が主成分のラードは室温で固体である．

（2）不飽和脂肪酸

　不飽和脂肪酸は，炭化水素鎖中に二重結合を含むので，一部が水素で飽和されていない（図4-2）. 二重結合数が1個の場合を一価不飽和脂肪酸，2個以上の場合を多価不飽和脂肪酸と呼ぶ．同じ炭素数18の脂肪酸であっても，飽和脂肪酸であるステアリン酸の融点は70℃であるが，二重結合を2個含むリノール酸の融点は−5℃であり（表4-2），前者の脂肪酸を多く含む脂は室温で固体，後者の脂肪酸を多く含む植物油は室温で液体となる．また，二重結合数の多いエイコサペンタエン酸（EPA）やドコサヘキサエン酸（DHA）は融点が低く，冷凍庫中でも液体である．

　多価不飽和脂肪酸のリノール酸とα−リノレン酸は，体内で作ることができないため必須脂肪酸と呼ばれ，食事で摂取しなければならない．n-6系のリノール酸を摂取すれば，体内でγ−リノレン酸，アラキドン酸を作ることができる．また，n-3系のα−リノレン酸を摂取すれば，体内でEPAやDHAを合成することができる．

　n-6系のアラキドン酸とn-3系のEPAからは，微量ながら強い生理活性を示すエイコサノイドが体内で合成される．これらの作用強度が異なることから，どちらの脂肪酸を摂取するかが大切である（この章の最後に説明）.

2▷ 脂質の消化・吸収

1 脂質の消化

　消化酵素の本体はたんぱく質であるため，水溶液中でなければ酵素は作用しない．一方，TG は水に全く溶けないため，消化酵素の作用を受けることができない．この困った問題を解消してくれるのが胆汁酸である．肝臓でコレステロールから作られる胆汁酸は強い界面活性作用を持っている．十二指腸に分泌された胆汁酸は，そこで水に溶けない TG を乳化する（エマルジョン）．乳化した TG に膵液中に含まれるリパーゼが作用し，遊離脂肪酸 2 分子と，2-モノグリセリド（脂肪酸が 1 個だけグリセロールの 2 番目の炭素にに結合している）に分解して水溶性を高める（図 4-3）．

2 脂質の吸収

　モノグリセリドおよび遊離脂肪酸は，グルコースなどに比べると脂溶性が高いので，受動輸送で消化管から小腸上皮細胞に取り込まれる．

3 吸収された脂質のゆくえ

　上皮細胞に取り込まれた MG と脂肪酸は，ただちに TG に再合成される（分解は上皮細胞膜を通り過ぎるためにだけ行われる）．水に溶けない TG はカイロミクロンと呼ばれるリポたんぱく質の構成成分となり，リンパ管に放出され胸管を経て血液中に出現する（図 4-4）．カイロミクロン中の TG は，血管壁に結合しているリポたんぱく質リパーゼによって分解され，各細胞でエネルギー産生に利用されたり，TG として脂肪細胞に蓄積されたりする（図 4-3）．

あぶらはどうして腹持ちがいいの？

　栄養素の中でエネルギーを持つ栄養素は，糖質，たんぱく質，脂質です．体内でもっとも早く消化されるのは，糖質です．あぶらは，糖質に比べて消化・吸収するのに時間がかかります．消化・吸収時間が長くなるということは腹持ちにつながります．しかし，消化・吸収に時間がかかるということは，エネルギーとして利用するまでにも時間がかかるということです．そのためアスリートは，あぶらを食べるタイミングを意識する必要があります．普段の食事には適量のあぶらを含むことは大切ですが，運動前後において速やかにエネルギーを補給したい場合は，あぶらを控えめにするとよいでしょう．

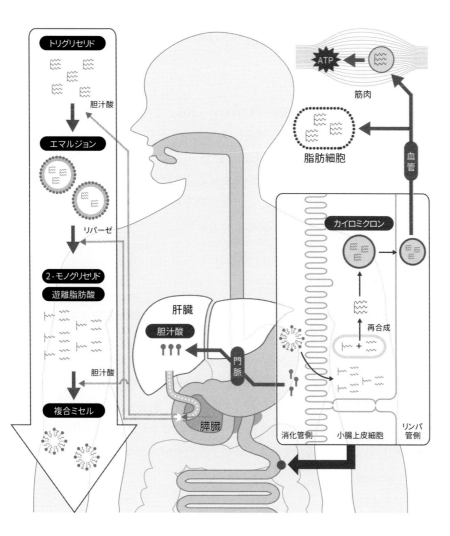

トリグリセリド

胆汁酸

エマルジョン

リパーゼ

2-モノグリセリド
遊離脂肪酸

胆汁酸

複合ミセル

肝臓

胆汁酸

門脈

膵臓

消化管側

ATP

筋肉

脂肪細胞

血管

カイロミクロン

再合成

小腸上皮細胞

リンパ管側

図4-3 脂質が消化・吸収されるまで

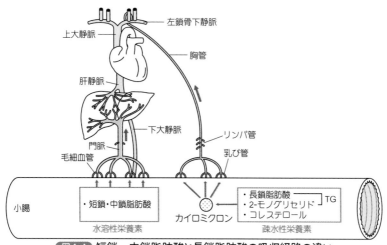

左鎖骨下静脈

上大静脈

胸管

肝静脈

門脈

下大静脈

リンパ管

乳び管

毛細血管

小腸

・短鎖・中鎖脂肪酸

水溶性栄養素

カイロミクロン

・長鎖脂肪酸
・2-モノグリセリド ┐TG
・コレステロール

疎水性栄養素

図4-4 短鎖・中鎖脂肪酸と長鎖脂肪酸の吸収経路の違い

3▷ 脂質のはたらき

1 エネルギー供給源

　体内に貯蔵できる糖質（4 kcal/g）量は 300 ～ 400 g であり，エネルギー量にして 1,200 ～ 1,600 kcal しか貯蔵できないが，脂肪（9 kcal/g）として貯蔵できるエネルギー量は桁外れに多い．例えば, 体重 60 kg で体脂肪率が 15 ％のアスリートならば 9 kg が脂肪ということになる．脂肪組織に 20 ％の水分が含まれているにしても 7.2 kg が貯蔵脂肪となり，エネルギー量は 64,800 kcal となる．ヒトが生命を維持するために，あるいは活動するためのエネルギー量としては豊富にあるといえる．

2 生理機能の維持（リン脂質，ステロール）

（1）リン脂質

　リン脂質は複合脂質であり，ひとつの分子の中に親水性部分と疎水性部分を併せ持つ両親媒性脂質である（図 4-5（a），（b））．

　両親媒性脂質を水溶液中で分散させると，炭化水素鎖の疎水性部分が向き合ったリン脂質二重層を形成する（図 4-5（c））．脂質二重層の外表面も内表面もリン脂質の親水性部分よりなるため水溶液に接することができる．一方，脂質二重層の炭化水素鎖の部分は疎水性ゆえに，水溶性物質は二重層を通過することはできない．これが細胞膜の基本構造であり，細胞内外で異なる環境を作ることができたのが生命の始まりともいわれるゆえんである．

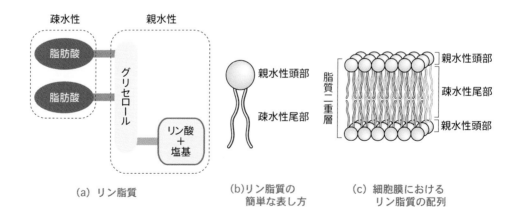

　　（a）リン脂質　　　　　　（b）リン脂質の　　　　　（c）細胞膜における
　　　　　　　　　　　　　　　　　簡単な表し方　　　　　　　　リン脂質の配列

図4-5 リン脂質（ホスファチジルコリン）の構造とリン脂質二重層

また血液を介して，水に全く不溶な TG やコレステロールエステル（コレステロールに脂肪酸がエステル結合したもの）を全身に輸送しなければならないが，この輸送にもリン脂質は一役買っている．上に述べた脂質二重層は，膜の上側も下側も親水性であったが，二重層ではなく単層（一枚膜）ならば，上側が親水性で下側は疎水性になる．このような膜を作れば，外表面は水に親しむが内表面は疎水性となり，内部に水に全く不溶な TG やコレステロールエステルを含有することができる．さらに，遊離コレステロールやたんぱく質で表面を覆うことによっていろいろな機能を持つ小胞ができる．これが，血液中で脂質を運搬するリポたんぱく質である（図 4-6）．

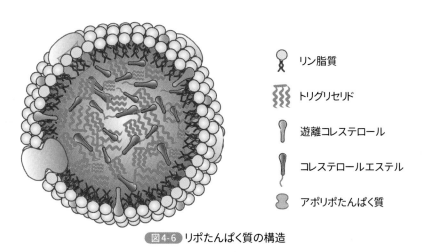

- リン脂質
- トリグリセリド
- 遊離コレステロール
- コレステロールエステル
- アポリポたんぱく質

図4-6　リポたんぱく質の構造

（2）ステロール

　ステロールとは，ステロイド骨格の A 環（図 4-7）に水酸基（–OH）を有する誘導体の総称である．植物由来のステロールにはフィトステロールが，動物由来のステロールにはコレステロールがある．フィトステロールは摂取したコレステロールの吸収を低下させる作用があるが，ここでは生理的に重要なはたらきをしているコレステロールを中心に説明する．コレステロールは，水溶性を示す水酸基を有していることから（図 4-7），リン脂質のように両親媒性脂質に分類され，細胞膜の成分になっている．また，脂質の消化・吸収に欠かすことのできない胆汁酸は，肝臓でコレステロールから合成される．副腎皮質ホルモンや性ホルモン，さらにビタミン D もコレステロールから合成される．

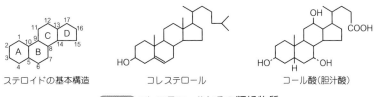

ステロイドの基本構造　　　コレステロール　　　コール酸（胆汁酸）

図4-7　コレステロールとその類縁物質

　生命維持に必要な物質を食物のみに依存していたのでは，もし摂取しなかったら命が危ぶまれることになる．そうならないように，私たちの体は，この大切なコレステロールをアセチル CoA（第2章 図2-9参照）から作り出している．コレステロール合成にはきわめて巧妙な仕組みが備わっており，過剰なコレステロールを合成しないようにコレステロール自身が合成を制御している（図4-8）．

　コレステロール合成の多くは肝臓で行われるが，このコレステロールを全身に運搬するのが前述したリポたんぱく質である．肝臓で合成されたコレステロールと TG は，VLDL と呼ばれるリポたんぱく質に包含されて血液中に放出される．血液中を循環している VLDL 中の TG は，血管壁に結合しているリポたんぱく質リパーゼの作用を受けて分解され，減少する．そのようにして生成したリポたんぱく質が LDL である．LDL は各組織にコレステロールを運搬することになるが，このコレステロール量が多すぎると，特に酸化された LDL は動脈硬化を引き起こすことから，コレステロールそのものが嫌われるようになってしまった．一方，動脈壁や組織細胞に過剰蓄積したコレステロールを肝臓に戻してくれるリポたんぱく質が，HDL と呼ばれるものであり，HDL コレステロールが多いほど動脈硬化を改善していることになる（図4-9）．その HDL コレステロール濃度は有酸素運動によって増加することが知られている．

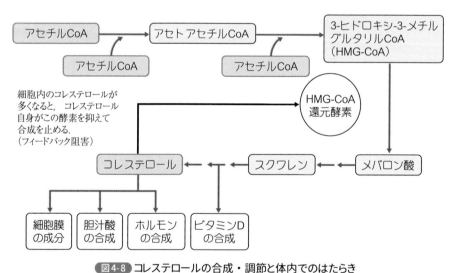

図4-8 コレステロールの合成・調節と体内でのはたらき

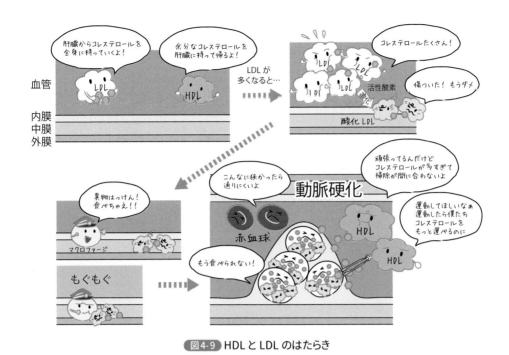

図4-9 HDL と LDL のはたらき

3 脂溶性ビタミンなど水に溶けない栄養素の吸収促進

　ビタミン A, D, E, K の4種のビタミンは，水に溶けず，油脂に溶けることから脂溶性ビタミンと呼ばれている．このような脂溶性ビタミンや，水に溶けないフィトケミカルは油脂とともに摂取することで，吸収を著しく促進（10 ~ 60 %）させることができる．ほうれん草のバター炒めは代表的な調理方法である．

4 体の衝撃吸収

　ラグビーやアメリカンフットボール，相撲など，あたりの厳しい競技は，体で衝撃を吸収しなければならない．その時に活躍するのが皮下脂肪である．脂肪が衝撃を吸収することによって，内臓をはじめとする体の重要な部位が損傷から守られている．

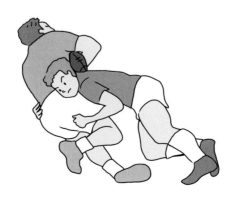

5 体温維持

恒温動物であるヒトは，常に体温を一定に維持することが求められる．皮下脂肪（白色脂肪細胞）には断熱材として体温を一定に維持するはたらきがあり，脱共役たんぱく質（UCP 1）を保有する褐色脂肪細胞には熱を発生するはたらきがある（**図4-10**）．

熱を発生させるには大量のエネルギーが必要である．例えば，体温よりも低い水温で活動する水泳は，活動に必要とするエネルギーに加え，体温維持のためのエネルギーも必要となる．長距離水泳競技者のなかには脂肪量を意図的に増量することがあるが，それは体温維持という目的があるからである．

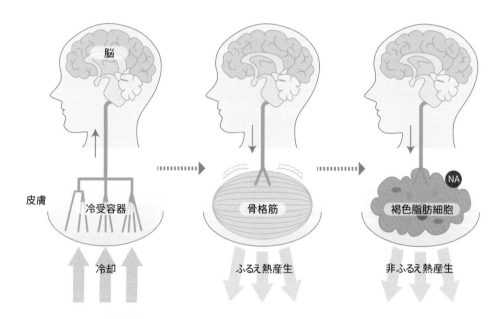

図4-10 寒さを感じた時の脳・筋肉・褐色脂肪細胞との関連

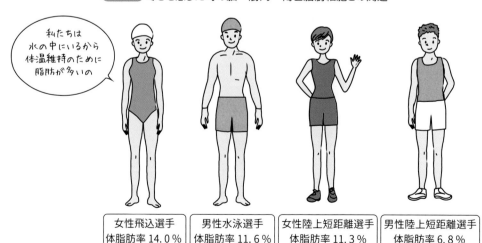

4▷ 脂質の利用
—— 脂質は運動中にどのように使われるか ——

1 運動強度別にみた脂質の利用

　私たちは，常に糖質と脂質の両方をエネルギー源として利用しているが，運動強度によって糖質と脂質の利用割合は異なる．**図4-11**の横軸は，運動強度を最大酸素摂取量（$\dot{V}O_2$ max）に対する割合で示したものである．軽い歩行に相当する$\dot{V}O_2$ max 25 ％の運動に比べ，有酸素運動の限界ともいえる$\dot{V}O_2$ max 65 ％の運動，さらには持続的に運動することが難しい$\dot{V}O_2$ max 85 ％の運動と，運動強度が増すと当然ながら消費エネルギー量は増加する．注目したいのは，運動強度が低い場合はおもに脂肪酸がエネルギー源となり，逆に$\dot{V}O_2$ max 85 ％の運動時には糖質が多く使用されていることである．$\dot{V}O_2$ max 65 ％の運動時には，脂質と糖質の利用割合は同程度になる**（図4-11）**．体脂肪を減らす目的の運動には，ジョギングや速めの歩行など，運動強度の低い有酸素運動が勧められる理由がここにある．

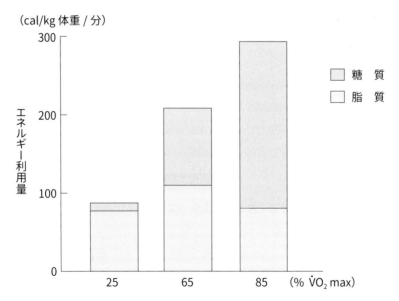

図4-11 運動強度別にみた糖質と脂肪酸の利用割合（Romijn JA 他 , 1993）

5▷ 脂質の蓄積

—— 体脂肪はどのようにして蓄えられるのか ——

1 体脂肪の種類

　体脂肪には内臓脂肪と皮下脂肪の 2 種類がある．いずれも摂取エネルギー量よりも消費エネルギー量が少ない場合，余分なエネルギーを脂肪に変えて蓄積する．体脂肪の元となる物質は摂取するエネルギー産生栄養素（糖質，脂質，たんぱく質）である（図 4-12）．

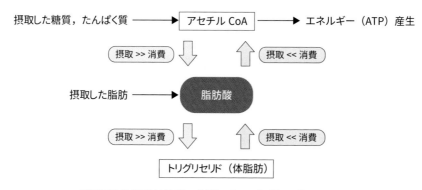

図 4-12 体脂肪は糖質・脂質・たんぱく質より作られる

2 体脂肪の蓄積方法

　体脂肪の蓄積方法には，脂肪細胞数の増加と，脂肪細胞の膨張の 2 つのタイプが知られている．前者のタイプは幼児期や思春期に多く，肥満児では脂肪細胞数の増加が早いといわれている．脂肪細胞の膨張とは，細胞中にある脂肪滴が脂肪合成の促進に伴って膨張することを意味する．体脂肪の蓄積は脂肪細胞の膨張が一般的である．

すごく太ることはやっぱりリスクがある！

　太るということは，脂肪細胞（白色脂肪細胞）が肥大することと，脂肪細胞の数が増えることを指します．脂肪細胞数は，幼少期から思春期を経て 20 歳前後までが増加しやすい時期です．脂肪細胞数は約 400 億個といわれています．しかし，近年の研究でその後それぞれの脂肪細胞が膨張することで太り続けると，大人になっても脂肪細胞数が増えることがわかりました．その数は約 800 億個まで増えるそうです．脂肪細胞の数はほとんど減らないといわれており，脂肪細胞数が増えた人は，脂質を細胞に取り込みやすく肥満体質となります．アスリートにおいて脂肪はなくてはならないものですが，大きな体格を必要とするアスリートであっても，脂肪で太りすぎないように注意しながら体づくりに取り組みましょう．

6▷ 脂質の摂取

1 必要量

通常のトレーニング期では摂取エネルギー量の 20 ～ 30 ％が目安となる．摂取エネルギー量が 4,000 ～ 5,000 kcal/ 日以上に増えると，糖質でエネルギーを確保することが難しくなり脂質の摂取割合が高くなる傾向がある．

2 摂取脂肪酸の種類が健康に及ぼす影響

（1）飽和脂肪酸の過剰摂取による影響

飽和脂肪酸が多い食事は，血中 LDL コレステロールレベルを増加させ，2 型糖尿病や冠動脈疾患の発症リスクを高めることから，飽和脂肪酸の摂取制限が提唱されている．また，長鎖飽和脂肪酸の過剰摂取は，膵臓ランゲルハンス島 β 細胞の機能障害，血管病変の誘発，筋肉の炎症や損傷を引き起こすともされている．増量を目的として過剰に飽和脂肪酸を摂取しようとすると，健康を害する恐れがあることに注意しなければならない．

（2）多価不飽和脂肪酸の健康効果

炭素数 20 の不飽和脂肪酸であるアラキドン酸（AA）およびエイコサペンタエン酸（EPA）から，強力な生理作用を発揮するエイコサノイドが合成される（**図 4-13**）．

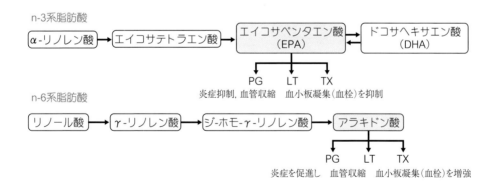

図4-13 アラキドン酸およびエイコサペンタエン酸からのエイコサノイドの生成

大口 健司 他 著「イラスト基礎栄養学（第 3 版）」東京教学社，2020
PG：プロスタグランジン，LT：ロイコトリエン，TX：トロンボキサン
　n-3系脂肪酸の α - リノレン酸を摂取すると体内で EPA が合成される．また，n-6 系脂肪酸のリノール酸を摂取すると体内でアラキドン酸が合成される．注意すべきことは，リノール酸からは EPA ができないこと（逆も同じ）．ゆえに，どちらの系列の脂肪酸を摂取するかがとても大切である．

第4章

脂質

　いずれのエイコサノイドも大切な生理作用を持っているが，アラキドン酸から生成する
エイコサノイドの作用強度は，エイコサペンタエン酸由来のものより数十倍強いといわ
れており，作用が強すぎるのも問題である．たとえば，出血もしていないのに血管内で
血小板の凝集が起こり，血栓ができてしまったり，血管透過性の亢進や白血球遊走促進
など過剰反応によるアレルギー疾患の増悪などの問題が浮上している．このような問題
に対して厚生労働省は，n-3系脂肪酸とn-6系脂肪酸の1日摂取目安量を策定している．
しかし，日本人の現状ではn-3系脂肪酸の摂取量は不足しているのに対し，n-6系脂肪酸
は過剰に摂取されている．近年，魚を食べることが勧められているのは，海の幸にn-3系
脂肪酸がたくさん含まれているからである．

　ドコサヘキサエン酸（DHA）は神経細胞膜の機能維持に重要であり，脳に最も多く
含まれている高度不飽和脂肪酸である．したがって，DHAはさまざまな神経系の機能
に関与している．さらに，EPAやDHAはともに抗炎症作用や血流の改善効果が報告
されていることから，アスリートにおいてもn-3系脂肪酸の積極的な摂取が望まれる
（Lewis EJ 他, 2015, Mickleborough TD, 2013, Żebrowska A, 他 2015）．研究の多くは
魚油サプリメントを用いているが，サプリメントによるさまざまなリスクや過剰摂取に
よる悪影響の報告もあることから，利用する場合は注意する．

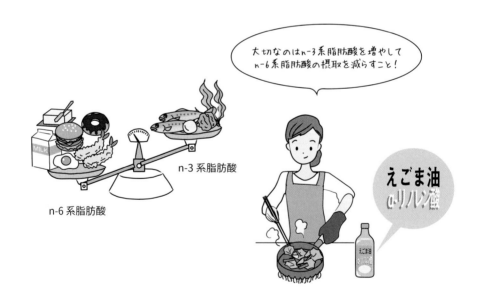

大切なのはn-3系脂肪酸を増やして
n-6系脂肪酸の摂取を減らすこと！

n-3系脂肪酸

n-6系脂肪酸

えごま油
α-リノレン酸

3 高脂肪食の効果と注意点

長時間の有酸素運動において，いかに体内のグリコーゲン量を温存させるかがパフォーマンス維持の鍵となる．その課題に対して，長期間高脂肪食（脂質エネルギー比60％以上）を摂取して，運動中のエネルギー源として脂質をより多く利用できないかという研究が進んでいる．いわゆるファットアダプテーションという考え方である．運動時に利用される栄養素は主に糖質と脂質である．つまりエネルギー源として脂質の利用量を増やせばその分体内の糖質量を温存するできるというわけである．その理由は高脂肪食を摂取することで，骨格筋におけるミトコンドリアの数が増加し，脂肪酸の酸化能力が高まる（寺田新，2017）．その結果，疲労の発現を遅らせることが期待されるのだが，人の実験においては明確な疲労軽減効果は認められていない．その原因が長期間の高脂肪食による体脂肪量や体重の増加，交感神経活動の亢進などがあげられている．また解糖系酵素の抑制から高強度運動時のパフォーマンス低下も報告されている．そのためアスリートが長期間の高脂肪食という極端な食事を摂取しても疲労軽減やパフォーマンスの改善にはつながりにくいようだ．

4 中鎖脂肪酸の効果

中鎖脂肪酸とは，炭素数が8〜10個の飽和脂肪酸をいう（**表4-2**）．中鎖脂肪酸は腸管で胆汁酸複合ミセルを形成することなく小腸上皮細胞に吸収される．そしてトリグリセリドとして再合成されることもなく，門脈から直接肝臓に脂肪酸を運ぶことができるため，吸収スピードが速い（**図4-4**）．そして肝臓のミトコンドリア内においても，長鎖脂肪酸に比べβ酸化が亢進されやすく，エネルギー代謝を活性化しやすい．これらのことから中鎖脂肪酸は，長鎖脂肪酸に比べて消化・吸収されやすく，エネルギー源として利用されやすい特徴を持ち，それが体脂肪として蓄積しにくいといわれる理由である．ただしエネルギーとしては脂質と同じであるので摂りすぎには注意する．また中鎖脂肪酸は長期間摂取することで，アルツハイマー型認知症への予防改善効果，不活動に伴うたんぱく質の分解抑制効果，運動後の疲労軽減効果などさまざまな効果が報告されており今後も中鎖脂肪酸の機能解明が期待される（寺田新，2017）．中鎖脂肪酸を含む食品は残念ながらあまり多くはないが，やし油，パーム核油や牛乳・乳製品に比較的多く含まれている．人工的に中鎖脂肪酸のみを抽出した油も売られている．

5 脂質を多く含む食品

私たちが日常摂取している食物で，脂質を比較的多く含む食品を**表4-3**に示す．

表4-3 脂質を多く含む食品

食品名	1食当たりの常用量*		脂質	脂肪酸					コレステロール	たんぱく質	エネルギー
	g	目安量		飽和	不飽和						
					一価	多価					
						n-3	n-6				
	g		g	g	g	g	g	mg	g	kcal
有　塩　バ　タ　ー	14	大さじ1杯	11.3	7.06	2.52	0.04	0.26	29	0.1	98
ぶた（大型種肉）										
・ばら・脂身つき・生	60	薄切り2枚	21.2	8.76	9.16	0.11	1.99	42	8.6	237
・かたロース・脂身つき・生	80	とんかつ1枚	15.4	5.81	6.54	0.40	6.47	55	13.7	190
・もも・脂身つき・生	60	薄切り2枚	6.1	2.15	2.54	0.04	0.71	40	12.3	103
・ヒレ・生	60	2cm厚さ2切れ	2.2	0.77	0.83	0.02	0.26	35	13.3	71
うし（和牛）										
・サーロイン・脂身つき・生	150	厚切り1枚	71.3	16.29	25.05	0.05	1.07	130	17.5	690
・ヒレ・生	100	厚切り1枚	15.0	5.79	6.90	0.02	0.47	66	19.1	207
にわとり（若鶏）										
・むね・皮つき・生	100	1/2枚	5.9	1.53	2.67	0.11	2.26	73	21.3	133
・もも・皮なし・生	90	1/2枚	4.5	1.24	1.85	0.04	0.98	78	17.1	102
鶏　卵　・　生	50	1個	5.1	1.56	2.16	0.72	1.86	190	6.1	71
さ　ん　ま　・　生	100	1尾	25.6	4.84	10.58	6.35	1.86	68	18.1	287
ま　さ　ば　・　生	80	1切れ	13.4	3.66	4.02	2.13	1.86	49	16.5	169
ま　あ　じ　・　生	100	1尾	4.5	1.10	1.05	1.05	0.13	68	19.7	112
戻りかつお（秋獲り）・生	80	さしみ5切れ	5.0	1.20	1.06	1.26	0.19	46	20.0	120
初かつお（春獲り）・生	80	さしみ5切れ	0.4	0.10	0.05	0.14	0.02	48	20.6	86
す　る　め　い　か　・　生	100	1/2ぱい	0.8	0.11	0.03	0.18	0.01	250	17.9	76
くるまえび（養殖）・生	60	3尾	0.4	0.05	0.03	0.05	0.02	100	13.0	54
す　　じ　　こ	10	1食分	1.7	0.27	0.40	0.58	0.03	51	3.1	26
調　合　油　＊＊	14	大さじ1杯	14.0	1.54	5.75	0.95	4.78	0.0	0	124
マ　ー　ガ　リ　ン	14	大さじ1杯	11.6	3.23	5.50	0.16	1.65	1.0	0.1	100
ショートニング	12	大さじ1杯	12.0	5.55	4.26	0.12	1.27	0.0	0	107

＊　可食部量を示す
＊＊　配合割合　なたね油：大豆油＝1:1

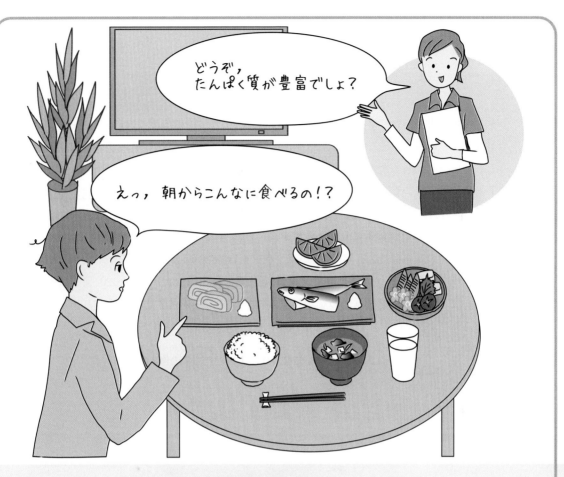

第 5 章

たんぱく質
── なんでもこなすはたらき者 ──

　アスリートにとって筋肉量を増やすことはとても大切です．だからといって，がむしゃらにたんぱく質を食べればよいというものではありません．アスリートの体重や競技種目によってたんぱく質必要量が異なります．

　さらに，同じ量のたんぱく質を摂るにしても，朝食・昼食・夕食ごとに分散して摂取する，運動後速やかに補給するなど，摂取タイミングも大切です．

　食品によってたんぱく質を構成するアミノ酸組成が異なること，食品によって消化・吸収スピードが異なることなどから，栄養価を高めるためには肉類や魚介類，大豆製品や牛乳・乳製品などさまざまな食品を組み合わせて摂取することも大切です．

　ところで，筋肉もたんぱく質ですが，酵素やホルモン，免疫機能をつかさどる抗体も，すべて20種類のアミノ酸の組み合わせからなるたんぱく質なのです．

　この章では，たんぱく質のはたらきと，好ましい摂取量や摂取タイミングなどを学びます．

1 ▷ たんぱく質とは

　私たちの体重の60〜70 %は水分であるが，約20 %は固形成分のたんぱく質である．それゆえに，たんぱく質といえば，身体作りに必要な栄養素というイメージが大きいかもしれない．しかし，たんぱく質は生命の営みそのものを担う大切な役割を持っている．ヒトの身体は，およそ60 兆個の細胞からできており，その1つ1つの細胞には，およそ80 億分子のたんぱく質が含まれているといわれている（永田和宏，2008）．さらに，この80 億分子のたんぱく質は常に分解と合成を繰り返し，体をリニューアル（刷新）している．

　たんぱく質の基本構造は，アミノ酸がペプチド結合で数十〜数百個つながったポリペプチド鎖である（**図 5-1**）．天然に存在するアミノ酸（**表 5-1**）は，わずか20 種類に過ぎないが，このアミノ酸を組み合わせると身体のたんぱく質 5〜7 万種類を作り出すことができる（アルファベット26 文字を組み合わせると無限に近い単語を作れるのと同じ）．

たんぱく質 ＝ アミノ酸をつなぎ合わせたものの集まり

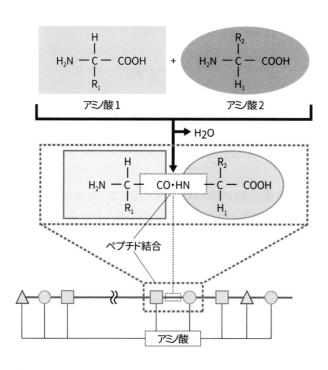

図5-1 たんぱく質の基本構造

加藤昌彦 他 著「イラスト人体の構造と機能および疾病の成り立ち（第4版）」東京教学社，2020

20 種類あるアミノ酸の中で，体内では生成することができない 9 種類のアミノ酸を不可欠アミノ酸という．体内では作り出せないので食事で摂取しなければならず，体が必要とする割合で不可欠アミノ酸を含む食品たんぱく質は栄養価が高いことになる．

　単なるポリペプチド鎖では特別な機能を発揮することはできないが，アミノ酸側鎖の性質により，ポリペプチド鎖が複雑な三次元構造を形成したとき（図 5-2），後述するような酵素や抗体など独特な機能を発揮するようになる．

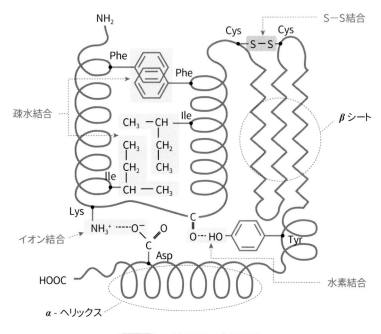

図5-2 たんぱく質の立体構造

林典夫・廣野治子著「シンプル生化学」南江堂，1988

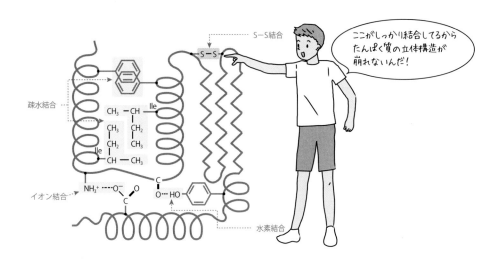

表5-1 アミノ酸の種類と構造

分類名	名 称	略 号 ()内は1文字表示の場合	構 造 式		Rの構造	Rの性質
			R	共 通		
中性アミノ酸	グリシン* (Glycine)	Gly (G)		H-CH-COOH NH₂	CとH のみ	炭素の数が増すほど水をはじく性質（疎水性）が強くなる.
	アラニン* (Alanine)	Ala (A)		CH₃-CH-COOH NH₂		
	バリン* (Valine)	Val (V)	CH₃ CH₃ CH-	CH-COOH NH₂		
	ロイシン* (Leucine)	Leu (L)	CH₃ CH₃ CH-CH₂-	CH-COOH NH₂		
	イソロイシン* (Isoleucine)	Ile (I)	CH₃-CH₂ CH₃ CH-	CH-COOH NH₂		
塩基性アミノ酸	リシン（リジン）* (Lysine)	Lys (K)	H₂N-CH₂-CH₂-CH₂-CH₂-	CH-COOH NH₂	-NH₂ を含む	酸性，中性溶液中で正の荷電を持つ
	アルギニン* (Arginine)	Arg (R)	H₂N HN C-NH-CH₂-CH₂-CH₂-	CH-COOH NH₂		
	ヒスチジン* (Histidine)	His (H)	N NH	CH₂-CH-COOH NH₂		
酸性アミノ酸	アスパラギン酸* (Aspartic acid)	Asp (D)	HOOC-CH₂-	CH-COOH NH₂	-COOH を含む	中性，塩基性溶液中で負の荷電を持つ
	グルタミン酸* (Glutamic acid)	Glu (E)	HOOC-CH₂-CH₂-	CH-COOH NH₂		
酸アミドアミノ酸	アスパラギン (Asparagine)	Asn (N)	H₂NOC-CH₂-	CH-COOH NH₂	-CONH₂ を含む	糖と結合
	グルタミン (Glutamine)	Gln (Q)	H₂NOC-CH₂-CH₂-	CH-COOH NH₂		

分類名	名　称	略　号 ()内は1文字表示の場合	構　造　式		Rの構造	Rの性質
			R	共　通		
ヒドロキシアミノ酸	セリン* (Serine)	Ser (S)	HO-CH₂-CH-COOH 　　　　 NH₂		-OH を含む	糖または リン酸 と結合
	スレオニン* (トレオニン) (Threonine)	Thr (A)	CH₃-CH-CH-COOH 　　OH　NH₂			
含硫アミノ酸	メチオニン* (Methionine)	Met (M)	CH₃-S-CH₂-CH₂-CH-COOH 　　　　　　　　 NH₂		Sを含む	
	システイン* (Cysteine)	Cys (C)	HS-CH₂-CH-COOH 　　　　 NH₂			
	シスチン* (Cystine)	Cys　Cys または Cys (c　　c)	S-CH₂-CH-COOH 　　　　 NH₂ S-CH₂-CH-COOH 　　　　 NH₂			
芳香族アミノ酸	フェニルアラニン* (Phenylalanine)	Phe (F)	⬡-CH₂-CH-COOH 　　　　 NH₂		ベンゼン環 を含む	疎水性
	チロシン* (Tyrosine)	Tyr (Y)	HO-⬡-CH₂-CH-COOH 　　　　　 NH₂			
	トリプトファン* (Tryptophan)	Trp (W)	⬡-CH₂-CH-COOH 　　　　 NH₂			
イミノ酸	プロリン* (Proline)	Pro (P)	⬠-CH-COOH NH		イミノ基 (NH) を持つ	ペプチド鎖 の折れ曲が り点となる
	ヒドロキシプロリン (Hydroxyproline)	Hyp (—)	HO-⬠-CH-COOH 　　　NH			

＊ 通常のアミノ酸組成表に記載されているアミノ酸. ☐ は不可欠アミノ酸.

2▷ たんぱく質の消化・吸収

1 たんぱく質の消化

　日常摂取しているたんぱく質は，でんぷんほど大きな分子ではないが，そのままでは吸収できない．たんぱく質を消化する酵素のトリプシンは塩基性アミノ酸が，キモトリプシンは芳香族アミノ酸が結合している部位を分解する．一方，ペプチターゼ類はオリゴペプチド鎖の端からアミノ酸を切り離すなど，酵素の種類が多い．また，糖質や脂肪を分解する酵素と異なり，ペプシンやトリプシンが体たんぱく質そのものを分解したのでは大変なことになる．そこで，これら消化酵素は作用を発揮しないような形（酵素前駆体）で胃や膵臓の細胞内で合成され，ペプシノーゲンやトリプシノーゲンなどは消化管内に分泌されてから活性型に変換される（**図5-3**）．

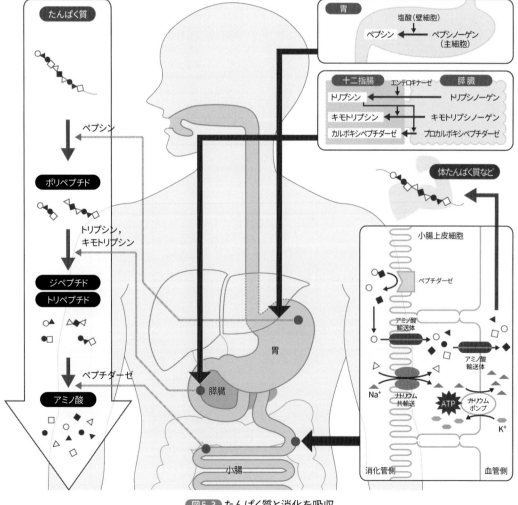

図5-3 たんぱく質と消化を吸収

2 アミノ酸の吸収

　グルコースのようにナトリウム共輸送（能動輸送）で吸収されるアミノ酸（主として中性，酸性アミノ酸）もあれば，受動輸送で吸収されるアミノ酸もある．また，アミノ酸が2から3個結合しているジペプチドやトリペプチドの状態でも，H^+依存性ペプチド輸送系で吸収され，吸収細胞内でアミノ酸に分解される場合もある．

3 吸収されたアミノ酸のゆくえ

　吸収されて血中に現れたアミノ酸は，筋たんぱく質など全ての体たんぱく質合成の材料として利用される．またペプチドホルモンやカテコールアミン，DNA と RNA といった核酸に使われる塩基，ヘモグロビンなどの色素部分を構成する化合物であるポルフィリンなど，生理作用物質の合成原料として用いられる（図 5-4）．

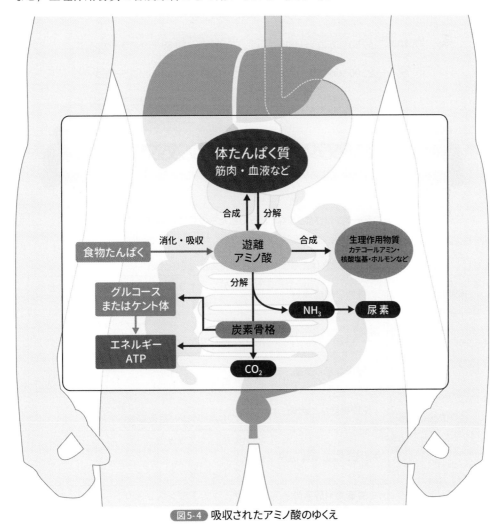

図5-4 吸収されたアミノ酸のゆくえ

3 ▷ たんぱく質のはたらき

1 身体の構造を作る

　たんぱく質は，臓器・器官，皮膚，靭帯や腱，骨や軟骨，血管やリンパ管，髪や爪など，身体の多くの構造を支える成分である（図5-3）．構造を支える役割を持つたんぱく質の中で，代表的なものとしてコラーゲンがあげられる．**コラーゲン**は私たちの身体を構成している全たんぱく質のおよそ1/3を占め，量的にもっとも多いたんぱく質である．また，細胞の形を支える柱のようなはたらきをする繊維性たんぱく質の代表として，アクチンがあげられる．**アクチン**は，筋細胞の収縮弛緩運動に必要であるように，その他の多くの細胞の中にもあり，細胞そのものがアメーバのように自由に運動する役割を担っている．

● コラーゲンが特に多いところ

靭帯 … 約90 %がコラーゲン	筋膜 … 約80 %がコラーゲン
腱 …… 約90 %がコラーゲン	関節 … 約50 %がコラーゲン
	骨 …… 約30 %がコラーゲン

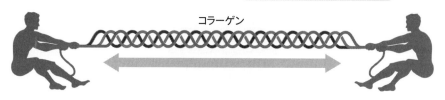

コラーゲン

図5-5 コラーゲンはさまざまなところで私たちの身体の構造を支えている

表5-2 はたらきから見た体たんぱく質の分類

構造たんぱく質	身体の構成成分	コラーゲン，エラスチン（骨，腱，靭帯など）ケラチン（皮膚，毛，爪など）
機能たんぱく質	酵素として代謝を行う	消化酵素（アミラーゼ，ペプシンなど）酸化還元酵素など
	筋肉などの運動	アクチン，ミオチン（筋肉）細胞骨格など
	免疫機能など防衛	抗体 フィブリノーゲン（血液凝固）など
	ホルモンなど情報伝達	インスリン，グルカゴン 成長ホルモン インスリンレセプターなど
	栄養素や酵素の運搬，貯蔵	アルブミン，トランスフェリン ヘモグロビン，ミオグロビン，フェリチン

2 酵素として体内の化学反応を助ける

体内では，単純な分子から複雑な分子を合成したり，複雑な分子を単純な分子に分解してエネルギーを得たりして，常に物質の変換が行われている．これらの化学反応（代謝）を円滑に進めるために必要なのが酵素であり，この酵素はたんぱく質でできている．例えば，グルコースなどの糖質を分解して人体の化学エネルギー（アデノシン三リン酸：ATP）を作る際には，数十種類もの酵素が一定の順序で触媒として働き，グルコースをさらに小さい分子に分解し，ATPを生成している．その他，DNAやRNAの合成と分解，体脂肪や体たんぱく質の合成と分解，摂取した食物の消化など，体内でのほとんどすべての化学反応に酵素が必要である．

3 ホルモンとして情報を伝達する

ホルモンは化学構造から，ペプチドホルモン，アミノホルモン，ステロイドホルモンに分類されるが，その多くはアミノ酸が多数結合したペプチドホルモンである．ホルモンは，それぞれのホルモン生成に特化した器官で合成・分泌され，さまざまな調節作用を担う．例えば，膵臓からは血糖レベルを調節するインスリンやグルカゴンが分泌されるが，これらは数十個のアミノ酸からなるペプチドである．また，副腎髄質からはアミノ酸を材料として，神経伝達物質であるエピネフリンやノルエピネフリンといったアミノホルモンが分泌され，アスリートが運動をする際，心拍数を上げるなど重要な役割を担っている．

4 物質を運搬・輸送する

細胞の中ではさまざまな物質を，細胞内のいろいろな場所へ輸送する必要がある．たんぱく質も正しい場所に輸送されないと機能しない．細胞内には，レールのような構造を持つたんぱく質や，荷物を包み込んだ袋を担いで走る「モーターたんぱく質」が存在し，物質をすばやく正確に目的とする部位へ運搬するシステムがある．また，細胞間での物質輸送もたんぱく質が担っている．例えばヘモグロビンは酸素を結合し，血流に乗せて体内のあらゆる組織に運搬している．それゆえに，ヘモグロビンが不足（貧血）すると，必要な組織に十分な酸素を送れないため，パフォーマンスが低下してしまう．

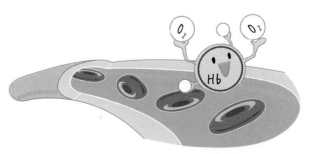

図5-6 ヘモグロビン（たんぱく質）が全身に酸素を運ぶ

5 免疫抗体として身体を守る

たんぱく質は免疫機能にも重要な役割を果たしている．バクテリアやウイルス，その他の外的異物が体内に侵入した際，それらを攻撃し無害なものに変える抗体も数十個のアミノ酸からなるたんぱく質である．抗体は一度体内に侵入したバクテリアやウイルスを覚えており，次に侵入した際には速やかに抗体を増やし対処する．そのため，抗体の原料となるアミノ酸，すなわちたんぱく質の摂取量が不足しているアスリートは，免疫力が低下し，風邪などを引きやすくなるなどコンディションを崩しやすくなる．

6 水分バランスやpHを調整する

血液中のたんぱく質は身体の水分バランスを調整する役割をも担っている．たんぱく質は高分子化合物なので血管内から組織間液の方に拡散することができない．すると，血液と組織間液の間に浸透圧の較差が生まれる．例えば，アルブミンに代表される血中たんぱく質が減少すると，血管内よりも組織間液の浸透圧が高くなり，血管内から組織の方に水が漏れてしまい，むくみや腫れを引き起こす．また，たんぱく質は体内のpHバランスを整える役割もある．運動中に生成し，血液中に蓄積される乳酸は，体液のpHを低下させる（酸性化）．体液が酸性状態になると疲労感を感じるとされており，アスリートには好ましくない．血液中のたんぱく質は緩衝材として働き，体液を中性状態に引き戻す作用を持っている．

4 ▷ たんぱく質はなぜ必要か

たんぱく質は，1 g当たり4 kcalのエネルギー源となるが，窒素が結合している状態ではエネルギーとして利用することはできない．たんぱく質からエネルギーを産生する割合は炭水化物や脂質と比べて小さく，エネルギー消費量全体の5％程度である（Weber JM, 2011）．そのため，アスリートがたんぱく質を摂取する目的は，エネルギー源の供給というよりも，筋肉やその他組織の維持・回復，前述の酵素やホルモン，ヘモグロビンなどの生成と免疫力の維持などが主な目的となる．

例えば，持久系アスリートのたんぱく質摂取の目的は，① パフォーマンスに必要な骨格筋の維持，② 持久系運動の際に必要な酵素の合成や，③ 高強度運動時の筋損傷からの回復などがあげられる．一方，パワー・筋力系アスリートにおいては，④ 筋量の維持もしくは ⑤ 筋肥大を促し筋力および筋パワーを向上させるためにたんぱく質を摂取するのが主な目的となる．たんぱく質の摂取量が不足すると，たんぱく質が担うさまざまな役割を果たせなくなることから，たんぱく質はパフォーマンス向上において直接的および間接的に影響をおよぼす重要な栄養素ということになる．

5▷ たんぱく質の合成と分解

1 体たんぱく質バランスの測定

体たんぱく質は常に分解と合成を繰り返している（図5-4）. これはたんぱく質の代謝回転と呼ばれるが, 分解の方が多いのか, 合成の方が多いのかは, 窒素出納法で評価される. 窒素の摂取量と排泄量が同じであれば, 体たんぱく質量は一定に維持されていることを意味する. 体たんぱく質の合成量が分解量を上回っている状態（同化）は, 窒素摂取量の方が窒素排泄量よりも値は大きくなり, これを正の窒素バランスと呼ぶ. 逆に体たんぱく質の分解が優位になっている状態（異化）では, 負の窒素バランス（窒素摂取量 < 窒素排泄量）になる（図5-7）.

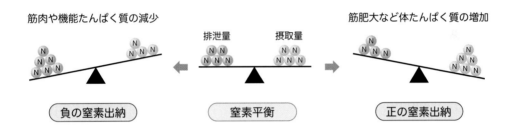

筋肉や機能たんぱく質の減少　　　排泄量　摂取量　　　筋肥大など体たんぱく質の増加

負の窒素出納　　　窒素平衡　　　正の窒素出納

図5-7 たんぱく質代謝回転のバランスと窒素出納

しかし窒素出納法は, 身体活動量の高くない対象者には適切であるが, 身体活動量の高いアスリートのトレーニング効果やパフォーマンスを最大限引き出すための「理想的なたんぱく質の摂取量」を推定するには限界がある（Phillips SM, 2012）. 残念ながら現段階では, パフォーマンスを最大限引き出すために必要な, 「理想的な」たんぱく質の摂取量を決める方法は見つかっていない.

2 食事とレジスタンストレーニングの影響

体たんぱく質バランスは, 食事の影響を大きく受ける. レジスタンストレーニングは筋たんぱく質合成量も分解量も高める（図5-8）. 運動後の筋たんぱく質バランスは合成量よりも分解量の方が上回っているが, 運動後十分なたんぱく質を摂取すると, 筋たんぱく質合成量は顕著に高まる. さらに, 空腹時には体たんぱく質の分解が亢進するが, この分解は運動刺激により抑制されるため, 負のたんぱく質バランスの度合いは軽減される.

したがって, レジスタンストレーニングとたんぱく質摂取を組み合わせることにより, 筋たんぱく質量を効率よく増やすことができる.

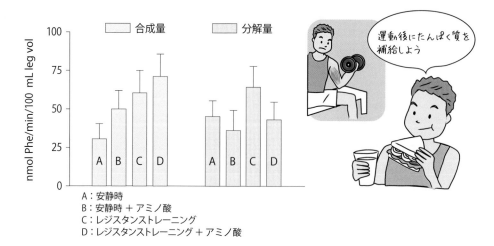

A：安静時
B：安静時 + アミノ酸
C：レジスタンストレーニング
D：レジスタンストレーニング + アミノ酸

図5-8 筋たんぱく質の合成と分解におよぼすアミノ酸摂取の影響 (Phillips SM, 2004)

運動習慣のない6名の男性に1時間のレジスタンストレーニング（下肢）を負荷した. 運動前（A：安静時）および運動終了3時間後（C）に大腿部筋たんぱく質の合成・分解量を測定した. また同様の試行時に, アミノ酸混液を大腿部静脈より注入し, 運動前（B）および運動終了3時間後（D）の筋たんぱく質の合成・分解量を測定した. 合成・分解量は筋肉では酸化されないフェニルアラニン（Phe）を指標にした.

合成量はアミノ酸投与 + 運動群が最も高く, 運動に伴って増加する分解量はアミノ酸投与によって抑制された.

3 筋たんぱく質はグルコース合成の材料になる

脳や血液中の赤血球は糖質をエネルギー源にすることから, 絶えず一定レベルの血糖を維持しなければならない. したがって, 糖質摂取ができず体内の糖質が不足した場合には糖質以外の体成分から糖質（グルコース）を作らなければならない. この過程は「糖新生」と呼ばれるが, 糖新生の材料として体たんぱく質（例えば筋たんぱく質）が使われてしまう. そのため, 十分に糖質を摂取することは, 運動中のたんぱく質分解を減少させるうえで非常に重要である.

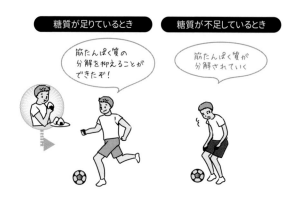

図5-9 摂取エネルギー不足下でのエネルギー源

6▷ たんぱく質の摂取

1 たんぱく質の必要量

　米国やカナダの栄養士会とアメリカスポーツ医学会共同の指針によると，持久系および
レジスタンス系アスリートに推奨されるたんぱく質摂取量は体重1 kg当たり1.2～
2.0 g/日である（Thomas DT他, 2016）．一般成人の推奨量は体重当たり0.9 gとしている
（日本人の食事摂取基準2020）．しかし，実際に必要なたんぱく質量はアスリート個々人
により異なるため，一概にはいえない．アスリートのたんぱく質必要量を考える際には，
年齢や性別の他に体重や除脂肪体重，トレーニングの内容，時間や強度，エネルギー摂取量
や消費量，減量中か増量中かなど，さまざまな要因を考慮する必要がある．

　習慣的にレジスタンストレーニングを行う男性が体たんぱく質を効率よく合成するに
は，体重1 kg当たり0.86 g/日のたんぱく質摂取では不足である（図5-10）．アスリート
は一般成人より多くたんぱく質を摂取しなければならない（Tarnopolsky MA他, 1992）．

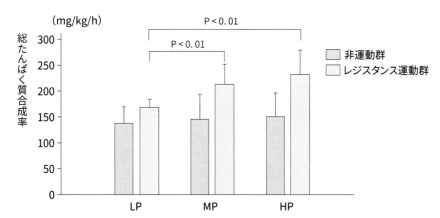

図5-10 体たんぱく質合成に及ぼす摂取たんぱく質量およびトレーニングの影響
　週4日（1回2時間以上）のレジスタンストレーニングを負荷したレジスタンス運動群
（7名）と日常的な運動習慣のない非運動群（6名）に，3パターン（0.86 g/kg体重/日（LP），
1.4 g/kg体重/日（MP），2.4 g/kg体重/日（HP））のたんぱく質をそれぞれ13日摂取
させた際の，総たんぱく質合成率（L-ロイシン安定同位体の取り込み率）を測定した．
　レジスタンス運動群は，たんぱく質摂取量を0.86 g/kg体重/日から2.4 g/kg体重/日に
増加するのに伴って，総たんぱく質合成率が増加したのに対して，非運動群では増加しなかっ
た．たんぱく質合成につながらなかった余剰のたんぱく質は，酸化排泄されることになる．

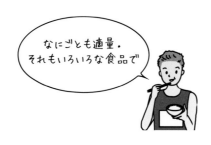

　一方，健常若年男性に 1.2～1.4 g/kg 体重 / 日のたんぱく質を 12 週間摂取させ，週 5 日のレジスタンストレーニングを実施したところ，たんぱく質の分解率と合成率がともに低下した．しかし，正のたんぱく質バランスを維持していたことから，トレーニングの適応により全身のたんぱく質の代謝回転スピードを低下させ，たんぱく質をより効率的に利用できるようになったからと考えられる（Hartman JW ら, 2006）．メタ解析によると，筋力系アスリートはたんぱく質を～1.3 g/kg 体重 / 日を摂取することにより体のたんぱく質が維持できると報告されている（Phillips S.M., 2004）．このように，アスリートは一般成人と比較すると，筋たんぱく質の増加を促すためにたんぱく質を多く摂取する必要があることはわかったが，多量（例えば 2.5 g/kg など）に摂取する必要があるのか，という点についてはいまだに議論が続いている．

　持久系アスリートは筋肥大を必要としないため，筋たんぱく質合成を目的としたたんぱく質摂取の必要性は低くなる．しかし持久系トレーニングに対する適応により，エネルギー源としてのたんぱく質の利用が高まるともいわれている．そのため，一般成人に推奨されている 0.9 g /kg 体重 / 日では足らず，1.2～1.6 kg/ 体重 / 日が推奨されている（Phillips SM, 2012）．しかしトップアスリートを除き，ほとんどの持久系アスリートは体重 1 kg 当たり 1.2 g / 日摂取できていればたんぱく質の平衡を保つことができるとされている．また男性アスリートの必要量は女性アスリートに比べ高い可能性がある．

　アスリートのたんぱく質必要量を推定する場合は，まず推奨されるたんぱく質必要量の範囲を算出したうえで，摂取の目的に合わせて範囲内の低めの値を用いるのか，高めの値を用いるのかを，影響する因子（例えば筋肥大や怪我の有無，コンディションなど）を考慮したうえで決定する．

2 たんぱく質の摂取タイミングと摂取量

　たんぱく質の摂取タイミングとしては，通常の食事以外に補食も含めて運動前，運動中，運動後に摂取することが考えられる．筋たんぱく質の合成に最も効果的だとされているのは，運動後の速やかなたんぱく質摂取である（Phillips SM と Van Loon LJC, 2011）．特にレジスタンス運動の場合，運動直後にたんぱく質を摂取すると，筋原線維の合成を加速させる．また，有酸素運動後の筋たんぱく合成に関しても，運動直後のたんぱく質摂取が有効である（Howarth KR 他, 2009）．筋たんぱく質合成を促す理想的な一度のたんぱく質摂取量は 0.25～0.3 g/kg 体重もしくは 20 g 程度が推奨されている（Thomas DT 他, 2016）．

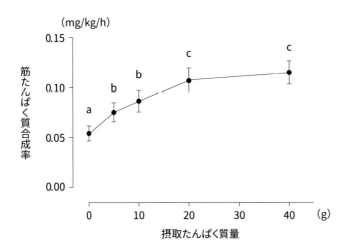

レジスタンス運動後の若年
男性に, 0～40 gの卵たん
ぱく質を摂取させ, 運動後
の適切なたんぱく質必要量
を検証した. 多く摂取して
も筋たんぱく質量合成率は
頭打ちとなり増加しない.
　a,b,c,dの文字は, 異なる
文字間で有意差がみとめら
れたという意味を示す.

図5-11 筋たんぱく質合成率と摂取たんぱく質量 （Moore D 他, 2009）

3 たんぱく質の過剰摂取による影響

　適切な量のたんぱく質摂取はアスリートに重要であるが, 血中アミノ酸濃度の増加は
腎臓への負担を増やすことから, 過剰に摂取することは避けた方が好ましい（図 5-12）.
特に, 過去に腎臓病を患ったアスリートや慢性的に腎臓に問題があるアスリートの場合は,
たんぱく質の過剰摂取やプロテインサプリメントの利用に際して注意が必要であり, 実施
する前に必ず医師や栄養士に相談すべきである.

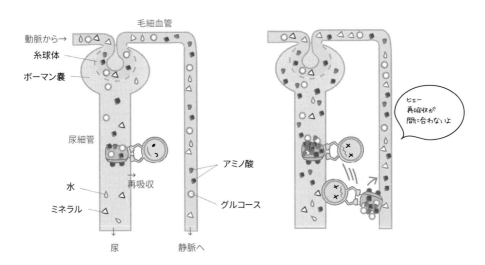

図5-12 サプリメントによる過剰摂取には注意

4 たんぱく質を多く含む食品

たんぱく質の栄養価を判断する指標として,「アミノ酸スコア（アミノ酸価）」が広く知られている（図5-13）. アミノ酸スコアとは,摂取するたんぱく質の中に,それぞれの不可欠アミノ酸がどれほど含まれていて,その量が,体が必要とする不可欠アミノ酸量をどれほど満たしているかを示した値である. ちなみに,もっとも必要量に満たないアミノ酸を第一制限アミノ酸と呼んでいる（図5-13）.

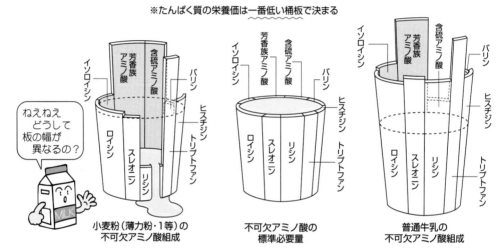

※たんぱく質の栄養価は一番低い桶板で決まる

小麦粉（薄力粉・1等）の不可欠アミノ酸組成　不可欠アミノ酸の標準必要量　普通牛乳の不可欠アミノ酸組成

図5-13 たんぱく質の栄養価は不可欠アミノ酸のバランスが決め手

幅の異なる何枚かの板を組み合せてつくった水くみの桶を想定してみよう. もし,板の1枚でも長さが不足していると,そこから水がこぼれ落ち,結局最も長さの短い板のところまでしか水を貯えることができない. 不可欠アミノ酸は体内で合成できないので,1種類だけでも不足していると,水をたくさんくむことのできない桶と同様に,体たんぱく質を十分に合成できないことになる.

しかし,私たちが摂取するのはアミノ酸ではなくたんぱく質であり,摂取したたんぱく質の消化・吸収性を考慮しないと正確にたんぱく質の栄養価を論じることはできない.

近年では動物の回腸での各不可欠アミノ酸の吸収率に基づいて算出される消化性不可欠アミノ酸スコア（DIAAS）を用いたたんぱく質の評価が推奨されている（FAO, 2013）.

消化性不可欠アミノ酸スコア（DIAAS）

$$= \frac{\text{食品たんぱく質1g中の消化性食物不可欠アミノ酸のmg数}}{\text{参照たんぱく質1g中の同じ消化性食物不可欠アミノ酸のmg数}}$$

現在DIAASが明らかにされている食品は限られているが,測定が進めば今後増えていくものと思われる. 現在DIAASが明らかである食品の中では,牛乳やゆで卵は比較的スコアが高く,不可欠アミノ酸をバランスよく含み,なおかつ吸収されやすいたんぱく質であることがわかる（表5-3）.

表5-3 食品中の消化性不可欠アミノ酸スコア（DIAAS）

食　品	DIAAS	制限アミノ酸
粉　乳 （80％たんぱく質）	1 18	
粉ホエイたんぱく質 （80％たんぱく質）	1.09	
粉大豆たんぱく質 （約80％たんぱく質）	0.90	メチオニン＋システイン
牛　乳	1.14	
鶏むね肉	1.08	
鶏卵（ゆで）	1.13	
ご飯（めし）	0.59	リシン
アーモンド	0.40	リシン
豆　腐	0.52	メチオニン＋システイン

参考：FAO，2013，Rutherfurd SM 他，2015

　アミノ酸スコアの低いたんぱく質，もしくはそれを含む食品であっても，制限となっているアミノ酸を多く含む他の食品と組み合わせて摂取することにより，アミノ酸スコアを高めることができる（図5-14）．そのため食品を選ぶ際は，単一の食品のアミノ酸スコアを問題にするのではなく，さまざまな種類のたんぱく質食品を組み合わせることによりアミノ酸スコアを高くすることを考えるべきである．

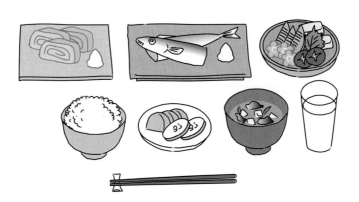

図5-14 食品を組み合わせるとたんぱく質栄養価が高くなる

表5-4 たんぱく質を多く含む食品

食品名	1食当たりの常用量*		たんぱく質	アミノ酸スコア	制限アミノ酸	脂質	炭水化物	エネルギー
	g	目安量	g			g	g	kcal
若どり・むね・皮なし・生	85	1/2枚	19.8	100		1.6	0.1	89
まあじ・皮つき・生	100	中1尾	19.7	100		4.5	0.1	112
うし・サーロイン・皮下脂肪なし・生	150	厚切り1枚	19.4	100		63.8	0.5	633
さんま・生	100	中1尾	17.6	100		25.6	0.1	287
まさば・生	80	1切れ	16.5	100		13.4	0.2	169
さわら・生	80	1切れ	16.1	100		7.8	0.1	129
まいわし・生	80	中2尾	15.4	100		7.4	0.2	125
くるまえび・養殖・生	60	3尾	13.0	100		0.4	Tr	54
ぶた・ロース・皮下脂肪なし・生	60	薄切り2枚	12.7	100		7.1	0.2	114
全粒・国産・黄大豆・乾	30	大さじ3杯	10.1	100		5.9	8.9	112
普通牛乳	210	カップ1杯	6.9	100		8.0	10.1	141
木綿豆腐	100	1/3丁	6.6	100		4.9	1.5	73
糸引き納豆	40	1食分	6.6	100		4.0	4.8	76
うどん・ゆで	250	1玉	6.5	51	リシン	1.0	54.0	238
鶏卵・生	50	1個	6.1	100		5.1	0.2	71
プロセスチーズ	20	1cm厚さ1枚	4.5	100		5.2	0.3	63
こめ・水稲めし	160	ご飯茶碗中1杯分	4.0	91	リシン	0.5	59.4	250
おから・生	50	1食分	3.1	100		1.8	6.9	44
じゃがいも・生	135	中1個	2.4	100		0.1	21.5	69

＊ 可食部量を示す.
＊＊ 2007年に公表された18歳以上のアミノ酸評点パターンを指標にしたときのスコア.

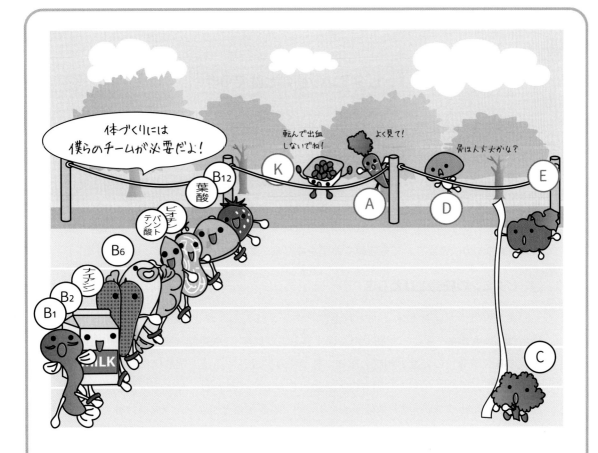

第6章

ビタミン
── コンディショニングに必須 ──

　1日に必要なビタミン量は，数 μg から数十 mg ときわめて微量です．しかしそのはたらきはアスリートに欠かせないものです．

　ビタミンB群には8種類のビタミンがありますが，なかでもビタミンB_1，ビタミンB_2，ナイアシンやビタミンB_6は，補酵素成分としてエネルギー産生に必要不可欠です．また，トレーニングに伴う疲労の回復や身体作りにもB群は貢献しているので，これらが不足すると持久的パフォーマンスは低下してしまいます．ところで，B群やビタミンC は水溶性ですので，過剰に摂取しても体内に貯蔵できず尿中に排泄されてしまいます．ですから，少量でいいのですが，毎日食べなければなりません．

　一方，それぞれが特色あるはたらきを示す脂溶性のビタミンAやビタミンD，ビタミンE，ビタミンKは体内に蓄積しますので，過剰に摂取すると体を害することがあります．

　この章では，いろいろなビタミンのはたらきと，アスリートのビタミン摂取について学びます．

1 ▷ ビタミンの種類とはたらき

1 ビタミンの必要性

　多くのアスリートは，糖質やたんぱく質に比べて栄養素としてのビタミンの重要性を低く感じるかもしれない．しかし，ビタミンは生体内のさまざまな代謝や生理作用が正常に機能するために不可欠な栄養素である．健康維持はもちろんのこと，身体パフォーマンスを向上させたいアスリートにとっては欠かせない栄養素である．ビタミンは，生体内では合成されないか，合成されても極めてわずかなため，食事として摂取しなければならない．

2 ビタミンの種類とはたらき

　ビタミンは，水溶性ビタミンと脂溶性ビタミンに大別される（**図6-1**）．ビタミンの作用は，エネルギー産生，脂肪やたんぱく質および核酸（DNAやRNA）の分解と合成，細胞の分裂や分化の促進，明暗の感知，骨づくり，成長や免疫，抗酸化作用など多岐にわたり，不足するとビタミン固有の欠乏症状をきたす（**表6-1**）．ビタミンを必要以上に摂取しても運動パフォーマンスは向上しないが，不足するとパフォーマンスは著しく低下することがある．

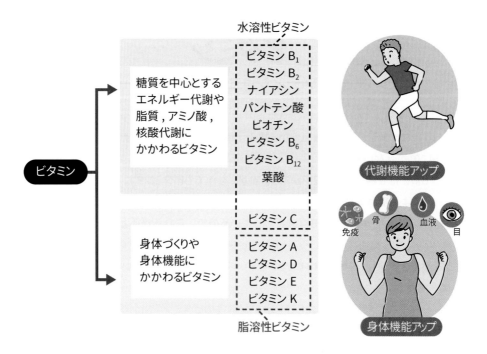

図6-1 ビタミンの種類

表6-1 各種ビタミンのはたらき，欠乏症

ビタミンの名称		はたらき	欠乏症
水溶性ビタミン	ビタミン B₁	補酵素，神経機能維持	脚気，疲労感，食欲不振
	ビタミン B₂	補酵素	口角炎，口唇炎，舌炎，口内炎，目の充血，皮膚炎
	ナイアシン	補酵素	ペラグラ
	ビタミン B₆	補酵素，神経機能維持	末梢神経炎，貧血，脂漏性皮膚炎，舌炎
	ビタミン B₁₂	補酵素，神経機能維持，DNAの生成	巨赤芽球性貧血，末梢神経炎
	葉酸	補酵素，DNAの生成	巨赤芽球性貧血，下痢，舌炎，口角炎
	パントテン酸	補酵素，抗ストレス作用	まれ
	ビオチン	補酵素	皮膚炎（まれだが生卵白の過剰摂取にて出現）
	ビタミン C	抗酸化作用，コラーゲンの生成，抗ストレス作用，鉄の吸収促進	壊血病，歯ぐきからの出血
脂溶性ビタミン	ビタミン A	視覚，成長促進，免疫，生殖機能，上皮保護，抗酸化作用	夜盲症，明暗順応低下，皮膚や粘膜の乾燥
	ビタミン D	カルシウム調節因子，免疫，筋機能の維持	くる病（小児），骨軟化症（成人）
	ビタミン E	抗酸化作用	溶血性貧血，しみやそばかす
	ビタミン K	血液凝固，骨形成の調節	まれ

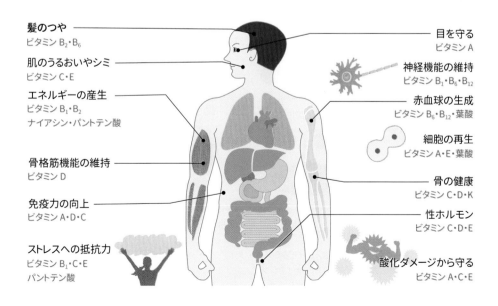

髪のつや
ビタミン B₂・B₆

肌のうるおいやシミ
ビタミン C・E

エネルギーの産生
ビタミン B₁・B₂
ナイアシン・パントテン酸

骨格筋機能の維持
ビタミン D

免疫力の向上
ビタミン A・D・C

ストレスへの抵抗力
ビタミン B₁・C・E
パントテン酸

目を守る
ビタミン A

神経機能の維持
ビタミン B₁・B₆・B₁₂

赤血球の生成
ビタミン B₆・B₁₂・葉酸

細胞の再生
ビタミン A・E・葉酸

骨の健康
ビタミン C・D・K

性ホルモン
ビタミン C・D・E

酸化ダメージから守る
ビタミン A・C・E

2▷ はたらきからみたビタミンの分類

1 エネルギー代謝やアミノ酸，核酸の代謝にかかわるビタミン

　エネルギー代謝やアミノ酸，核酸の代謝にかかわるのは，ビタミンB群に属する水溶性ビタミンであり，そのほとんどは補酵素として機能している（図6-2）.

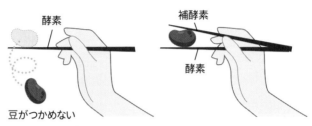

図6-2 補酵素がないと全く作用しない酵素

　消化酵素のように酵素単独で作用するものもあるが，水溶性ビタミンから体内で作られる補酵素がないと働かない酵素も多く存在する．補酵素という名前から補佐的と思いがちであるが，エネルギー代謝やアミノ酸，核酸代謝に関与する酵素は，補酵素がないと全く作用しない.

（1）B群に属するビタミン類のおもな役割

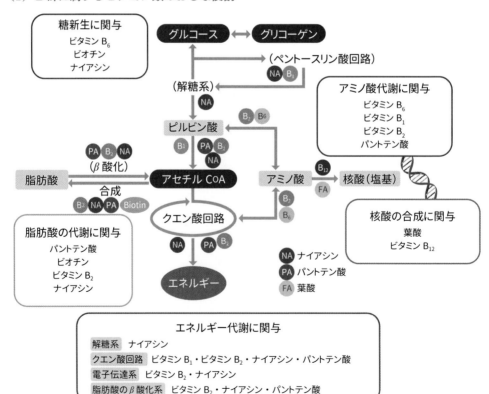

図6-3 糖質・脂質・アミノ酸・核酸の代謝と関連するビタミン

① ビタミン B$_1$

糖質代謝に重要な補酵素（チアミンピロリン酸，TPP）の原料であるが，脂質やたんぱく質の代謝にも関わる．ピルビン酸からアセチル CoA の変換や，クエン酸回路，五炭糖リン酸回路で必要な補酵素として使われるため，糖質摂取量に比例して摂取しなければならない．さらに持久系運動において増加するイソロイシン，ロイシンやバリンなど分枝アミノ酸の代謝にも必要である．不足すると，疲労感がでる可能性がある．

多く含む食品	うなぎ，豚肉，玄米，たらこ，豆腐，えんどう豆，落花生など

② ビタミン B$_2$

体内でフラビンモノヌクレオチド（FMN）とフラビンアデニンジヌクレオチド（FAD）となり，酸化還元反応に関与する補酵素として機能している．FAD を補酵素とする反応は，糖質・アミノ酸・脂肪酸の代謝やクエン酸回路および電子伝達系における ATP の合成など，エネルギー代謝においても中心的な役割を果たしている．皮膚や粘膜に影響を与えるビタミンであるため，不足すると肌あれ，口内炎，口角炎，舌炎，目の充血，眼精疲労などの症状を引きおこす．

多く含む食品	レバー，うなぎ，牛乳，まいわし，ぶり，さわら，まがれいなど

③ ナイアシン

体内でニコチンアミドアデニンジヌクレオチド（NAD$^+$）やニコチンアミドアデニンジヌクレオチドリン酸（NADP$^+$）となり，酸化還元反応の補酵素として機能している．解糖系，クエン酸回路，脂肪酸の合成と分解など多くの酸化還元反応に関与している．

多く含む食品	たらこ，かつお，かじき，鳥むね肉，さば，ぶり，さわらなど

④ パントテン酸

アセチル CoA やアシル CoA の補酵素 A（コエンザイム A，CoA）の構成成分である．そのためエネルギー産生や脂肪酸の合成・分解などにおいて重要な役割を果たしている．

多く含む食品	レバー，子持ちがれい，にじます，枝豆，鳥もも肉，たらこなど

⑤ ビオチン

カルボキシラーゼの補酵素として糖新生や脂肪酸合成反応などに必須である．肉類，卵類，豆類など幅広い食品に含まれており，さらに腸内細菌によっても合成されるため，欠乏することはまれである．

多く含む食品	レバー，いわし，落花生，卵，くるみ，きな粉など

⑥　ビタミン B$_6$

アミノ酸代謝の補酵素（ピリドキサルリン酸）として重要な役割を担っている．アミノ酸からのエネルギー産生に加え，生理的活性アミンの生成などアミノ酸代謝に必須なビタミンである．たんぱく質の摂取量に比例して摂取しなければならない．

多く含む食品	かつお，まぐろ，さけ，さんま，牛レバー，さば，いわしなど

⑦　ビタミン B$_{12}$

DNA や RNA などの核酸塩基，とくにアデニン，グアニンなどのプリン塩基の合成に関与する．またビタミン B$_{12}$ は，神経細胞内の核酸やたんぱく質などを合成したり修復したりする作用があり，ビタミン B$_1$ とビタミン B$_6$ と共に神経細胞機能を維持する役割を担う．

多く含む食品	レバー，牡蠣，さんま，あさり，しじみ，にしん，いわし丸干しなど

⑧　葉　酸

ビタミン B$_{12}$ とともに核酸塩基やアミノ酸代謝の過程で必要となるビタミンである．さらに細胞分裂を助ける作用があるため，損傷した細胞や組織の修復に不可欠である．また葉酸は，ビタミン B$_{12}$ と協力して核酸やアミノ酸合成に作用するため，欠乏すると悪性貧血を発症する．ビタミン B$_6$ と B$_{12}$ と葉酸が不足すると，血中のホモシステイン濃度を増加させ動脈硬化や心筋梗塞のリスクを高める．

多く含む食品	レバー，枝豆，いちご，ほうれんそう，アスパラガスなど

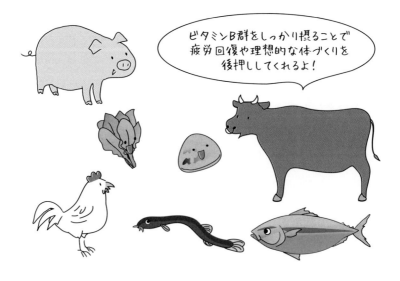

ビタミンB群をしっかり摂ることで疲労回復や理想的な体づくりを後押ししてくれるよ！

（2）B群のビタミンと運動パフォーマンス

　運動パフォーマンスに及ぼすビタミンの影響を検討した研究は少ないが，ビタミン B_1，B_2，B_6 の摂取量を摂取推奨量（RDA）の 55 ％ に制限した食事を 3 週間摂取させたところ，有酸素性パフォーマンスが顕著に低下し，乳酸蓄積の増加が認められた（Van der beek 他，1994）．また，ビタミン B_2 不足であった 12 ～ 14 歳の児童にビタミン B_2 のサプリメントを摂取させたところ体力が向上した（Suboticanec 他，1990）などの報告がある．

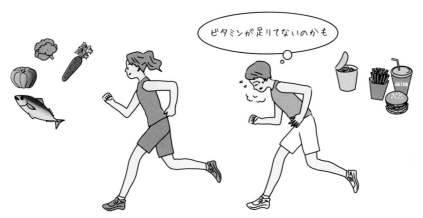

ビタミンが足りてないのかも

図6-4 ビタミン不足が運動パフォーマンスに与える影響

（3）アスリートの推奨量

　一般的にビタミン B_1，ビタミン B_2，ビタミン B_6，葉酸（特に女性）は不足がちになりやすく，アスリートにおいても，同様の結果が示されている．さらに，ウェイトコントロールなどで食事制限をしている場合には，ビタミン不足がより深刻になる（Imamura H 他，2013；Sugiura K 他，1999）．

　運動を負荷してもビタミン B_1 の血中動態は変化しないことから（Woolf K 他，2006），ビタミン B_1 の推奨量は，一般人と同じく摂取エネルギー 1,000 kcal 当たりの基準値を参考にするとよい．一方，ビタミン B_2 の必要量は，運動や食事制限などにより増加することが確認されている．したがって，一般人で設定されている推奨量よりも多めに摂取することが勧められる（Woolf K 他，2006）．ビタミン B_6 は，たんぱく質の分解や摂取量が多くなると必要量が増加すると考えられ，日常的に運動を行うアスリートであれば一般人向けの推奨量の 1.5 ～ 2.0 倍程度（2.0 ～ 3.0 mg/日）の摂取が望まれる（Woolf K 他，2006）．アスリートに対するその他のビタミン（葉酸やビタミン B_{12}，パントテン酸，ナイアシン，ビオチン）の推奨量は，ほとんど検討されていないのが現状である．しかし，それぞれのビタミンはアスリートのパフォーマンスにおいても非常に重要であることは明確であることから，少なくとも一般的な推奨量もしくは目安量を下回ることがないように摂取しなければならない．

2 身体づくりや身体機能にかかわるビタミン

身体づくりや身体機能にかかわるビタミンは, 主に脂溶性ビタミンとビタミンCである.

（1）脂溶性ビタミンとビタミンCのおもな役割

① ビタミンA

光の強弱を感じるロドプシンという物質が目の網膜に存在するが, その構成成分にビタミンAがある. そのため, ビタミンAが欠乏すると, 暗がりでは物が見えにくくなる（夜盲症）. またビタミンAは, 皮膚および目の角膜や粘膜, 口腔, 胃腸などのさまざまな臓器を覆う上皮細胞の正常な分化, およびそれら粘膜を健康に維持し乾燥を防ぐはたらきをしている. ビタミンAが不足すると粘膜や皮膚が乾燥し傷つきやすくなるため, 細菌やウイルスに感染しやすくなり, 風邪を引きやすくなる.

多く含む食品	レバー, ウナギ, ぎんだら, モロヘイヤ, かぼちゃ, にんじんなど

② ビタミンD

カルシウムバランスを調節するビタミンであり, 小腸で摂取カルシウムの吸収を高めている. 骨の健康を維持するほか, 免疫応答の重要な調節因子であることや, 骨格筋の機能維持・発達においても重要な作用があることが明らかになっている.

多く含む食品	きくらげ (乾), くろかじき, しろさけ, うなぎ, さんま, しらす干しなど

③ ビタミンE

生体膜を構成する高度不飽和脂肪酸や他の成分を酸化ダメージから守る抗酸化機能を持っている. 過酸化脂質の生成を抑制するとともに細胞膜の安定化作用もある.

多く含む食品	うなぎ, かぼちゃ, 子持ちがれい, アボカド, アーモンドなど

④ ビタミンK

血液凝固に関与するプロトロンビンの合成や, 骨形成に関与するオステオカルシンの合成に関与している. 腸内細菌が合成したビタミンKを私たちは利用するので欠乏症は起こりにくい.

多く含む食品	納豆, 緑黄色野菜など

⑤　ビタミンC

　ビタミンCは，結合組織に多く含まれるコラーゲン合成に必須である．コラーゲンは皮膚の真皮層，血管，骨や軟骨，靭帯や腱などに存在する線維性たんぱく質で，骨重量の約 20 %，軟骨の約 50 %はコラーゲンでできている．また，抗ストレス作用を有する副腎皮質ホルモン（コルチゾール）の合成の他，抗酸化作用，抗がん作用，抗ウイルス作用などさまざまな作用をもっている．ビタミンCが不足するとコラーゲン合成が円滑に進まず，その結果血管がもろくなり，身体の色々な部位で出血を起こす壊血病を発症する．壊血病にならないまでも，ビタミンCの不足により，歯ぐきから出血しやすい，傷の治りが遅い，疲労感などの症状があらわれる．

多く含む食品	赤ピーマン，なばな，ブロッコリー，オレンジ，柿，キウイフルーツなど

（2）脂溶性ビタミンと運動パフォーマンス

　血中ビタミンD濃度は筋力や筋パワーと正の相関が認められ，不足しているアスリートは筋パフォーマンスが低下している可能性がある（Ward 他，2009）．ビタミンDは，皮膚が日光にさらされることにより産生されるため，特に室内競技や日没後に練習を行うアスリートは不足がちになりやすいので，食事からの摂取が必要となる．

　ビタミンEは，有酸素性（持久性）運動中の脂質過酸化反応の抑制に効果を示しており，運動中に発生する酸化的ダメージを軽減させると期待されている．

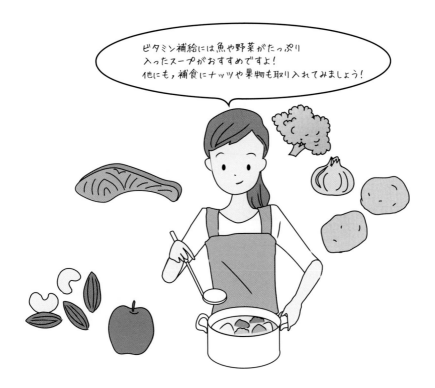

ビタミン補給には魚や野菜がたっぷり入ったスープがおすすめですよ！
他にも，補食にナッツや果物も取り入れてみましょう！

（3）アスリートの推奨量

　ビタミンA（レチノール）には，動物性食品に含まれるレチノールと，緑黄色野菜に含まれるレチノール前駆体のカロテノイドがある．男女共に日本人の摂取基準に満たない人が多く，一般的に摂取不足になりやすいビタミンである．そのため，レバーや色の濃い野菜を日頃から意識して摂取する必要がある．ビタミンAは，アスリートゆえに多く摂取する必要はないが，色調の識別能力や迅速な明暗順応が求められる場合には，不足することのないように注意すべきである．

　血中ビタミンD濃度が低い人は，日本人も含め世界中に多い．ビタミンDは骨格筋機能に関連するため，アスリートは特に不足状態にならないようにしなければならない．そのためビタミンDを多く含むきくらげや油の多い魚などの積極的な摂取が勧められる．まずは一般成人の推奨量を目標に十分な摂取を心がけるべきである．

　ビタミンEを大量摂取してもパフォーマンスに影響しないことが報告されていることから，摂取基準値を下回らないよう注意しつつ，基準値の2倍程度までの間で摂取量を調節すればよいと思われる．

　ビタミンKは緑黄色野菜にも広く含まれていることに加え，腸内細菌がビタミンKを合成するので欠乏症は起こりにくい．摂取基準の目安量を摂取すべきである．

　抗酸化作用として最も重要視されているビタミンCは，水溶性ゆえに過剰摂取の心配はないが，不足になりやすいビタミンである．激しい運動を行うアスリートや喫煙者などは特に不足しないように摂取しなくてはならない．アスリートは，運動強度や運動時間，紫外線曝露の有無などを考慮し，一般成人の2倍量までの間で摂取量を調節するのが好ましい．

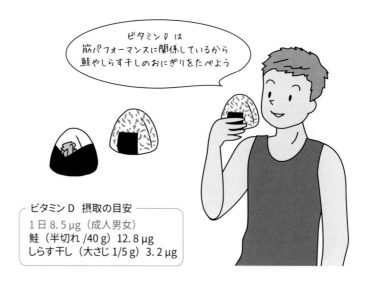

ビタミンDは
筋パフォーマンスに関係しているから
鮭やしらす干しのおにぎりをたべよう

ビタミンD　摂取の目安
1日8.5μg（成人男女）
鮭（半切れ/40 g）12.8μg
しらす干し（大さじ1/5 g）3.2μg

3 酸化ストレスとたたかうビタミン

（1）酸化ストレスとは

　ストレスには，心理的，生理的，物理的ストレスがあげられるが，これに酸化ストレスも加えられるようになってきた．酸化ストレスとは，活性酸素により引き起こされる生体にとって有害な酸化状態を指す．酸化ストレスの原因となる活性酸素とは，酸化力が非常に強い分子種で，表6-2に示す4種類が知られている．

表6-2 活性酸素の種類と特徴

名　称	化学式	特　徴
スーパーオキシドラジカル	$O_2{}^-$	酸素が還元されて水になる過程や，免疫細胞が体内に侵入した細菌などを攻撃するときなどに発生する
ヒドロキシルラジカル	OH·	過酸化水素を半分にしたような構造をしていて，反応性が最も高く，酸化力も最も強い
過酸化水素	H_2O_2	殺菌剤や漂白剤として利用されており，比較的寿命が長い
一重項酸素	$^1O_2$	放射線や紫外線を浴びたときに皮下組織で大量に発生し，皮膚がんをはじめとするさまざまながんを引き起こす

「$O_2{}^-$」は，厳密には「$O_2{}^{·-}$」と表記されるが，ここでは簡易な表記方法で示した．

　活性酸素は，① 酸化反応を促進する，② 情報伝達のメッセンジャーとなる，③ 体内に進入した細菌などを攻撃する，などの重要な役割を担っており，体内には常に一定程度存在している．活性酸素の発生要因を表6-3に示す．必要以上に活性酸素が発生すると細胞を傷つけ，さまざまな傷害（疲労感，筋損傷，免疫力の低下，しわやしみ，がん，胃・十二指腸潰瘍，糖尿病，動脈硬化，リウマチ，白内障など）をもたらすと考えられている．

表6-3 活性酸素の発生要因

激しい運動で大量に酸素を消費する
放射線や紫外線，電磁波を浴びる
精神的なストレスがかかる
たばこを吸う
アルコールを大量に飲む
体内に細菌が侵入して炎症を起こす
血液の流れが一時途絶え再び流れる
医薬品，食品添加物，抗がん剤などの化学物質を摂取する
工場や車の排気ガスを吸う

（2）抗酸化システム

　身体には活性酸素の攻撃から身を守るため，何重もの防御システムがある．このシステム
を抗酸化システムと呼び，このシステムに関与するのは，体内で合成される抗酸化酵素
（**表6-4**）と，食事から取り入れる抗酸化物質の2種類である（**表6-5**）．これらは互いに
補いつつ，活性酸素を無害な物質に変えている．

表6-4 抗酸化酵素の種類とはたらき

抗酸化酵素名	はたらき
スーパーオキシド ジスムターゼ （SOD）	スーパーオキシドラジカルを消去
カタラーゼ	過酸化水素を消去
グルタチオンペル オキシダーゼ	過酸化水素，脂質過酸化物を消去

表6-5 抗酸化物質の種類とはたらき

抗酸化物質名	はたらき
ビタミンC	O_2^-，OH・の無害化
ビタミンE	OH・の無害化，脂質過酸化物を分解
ビタミンA	ビタミンC，Eのはたらきを助ける
β-カロテン	OH・，一重項酸素の消去
α-カロテン	一重項酸素の消去
カテキン	O_2^-，OH・の無害化
リコピン	一重項酸素の消去
ポリフェノール	OH・の無害化
α-リポ酸	O_2^-，OH・の無害化，ビタミンC，Eのはたらきを助ける

（3）スポーツ活動に関連する留意点

　活性酸素の発生要因として「激しい運動で大量に酸素を消費する」があるが，運動は身体に悪いのだろうか．ここでは，運動を単発的な運動と，定期的に繰り返している運動に分けて考える必要がある．単発的な運動では，酸化ストレスによる障害，筋の損傷，炎症の誘発，免疫機能の低下などがみられ，身体に悪いと考えられる影響が多い．一方，定期的に繰り返している運動では，身体が運動に十分に適応しているため悪影響はみられない．したがって，運動は定期的に繰り返し行い，習慣化するのがよい．

　また，最大酸素摂取量の80 ％以上の運動を行うと活性酸素の発生率が急増し，結果として血清過酸化脂質濃度が上昇する（**図6-5**）．したがって，健康づくりのために運動を行うときには，運動強度が高くなり過ぎないように行うことによって，活性酸素の発生を最小限に抑えることができる．

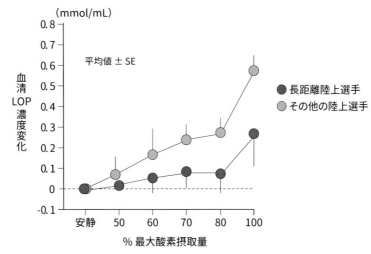

図6-5 運動強度の漸増にともなう血清過酸化脂質（LOP）濃度の変化

（房祐輔 他，2001）

　高強度で競技スポーツを行っている，強度は低いが長時間運動を続けている，紫外線を浴びながら長時間運動している，といった場合には多くの活性酸素が発生していることが予想される．このような形態で運動している場合は，**表6-5** に示したような抗酸化物質，特にビタミンC，ビタミンE，ビタミンA を多めに摂取し，抗酸化システムを強化することが必要である．なお，運動の疲労回復のために摂取する抗酸化サプリメントの効果は，いまだ統一した見解は得られていない．そのため，野菜や果物から抗酸化物質を摂取することが勧められる．

4 特にビタミン不足が疑われるケース

　食事制限や減量を行っている，あるいは野菜や果物をあまり摂らないなどの偏食がある，外食や市販製品の利用が多いアスリートはビタミンやミネラルなどの微量栄養素不足に陥りやすい．ビタミン不足を診断できるセルフチェックリストを**表6-6**に示す．チェックが複数ついたアスリートは，**表6-1**に示したビタミンを多く含む食品を意識して摂取することが勧められる．食事での補給が難しい場合はサプリメントでの補給も可能であるが，ビタミンはチームワークで働くため，単一のビタミンを含むサプリメントよりもマルチビタミンなど複合的にビタミンが含まれているようなものが好ましい．その際，ビタミンの過剰摂取，特に脂溶性ビタミンを過剰に摂取しないよう留意しなければならない．

表6-6 ビタミン不足のセルフチェックリスト

チェック項目が多いほどビタミン不足の疑いがある

症　　状	
肌荒れがある（ハリがない，かさかさする）	☐
髪につやがない	☐
暗いところで目が見えにくい	☐
目が疲れやすい	☐
目が乾きやすい	☐
歯ぐきが痛みやすい・出血しやすい	☐
口角炎，口内炎など口の周りの炎症が起きやすい	☐
貧血気味	☐
風邪をひきやすい	☐
疲れやすい	☐
ストレスを感じている	☐
集中できない	☐
食欲がない	☐
胃腸の調子が悪い	☐
骨折しやすい	☐

ライフスタイル関連	
日光にあたることが少ない	☐
野菜や果物をあまり食べない	☐
肉や魚をあまり食べない	☐
インスタント食品やファストフードをよく食べる	☐
お菓子やジュースをよく摂る	☐
食事制限（減量）をしている	☐

表6-7 ビタミンを多く含む食品

	種類	多く含む食品
エネルギー代謝やアミノ酸、核酸の代謝にかかわるビタミン	ビタミンB₁	うなぎ, 豚肉, 玄米, たらこ, 豆腐, えんどう豆, 落花生 など
	ビタミンB₂	レバー, うなぎ, 牛乳, まいわし, ぶり, さわら, まがれい など
	ナイアシン	たらこ, かつお, かじき, 鳥むね肉, さば, ぶり, さわらなど
	パントテン酸	レバー, 子持ちがれい, にじます, 枝豆, 鳥もも肉, たらこ など
	ビオチン	レバー, いわし, 落花生, 卵, くるみ, きな粉 など
	ビタミンB₆	かつお, まぐろ, さけ, さんま, 牛レバー, さば, いわし など
	ビタミンB₁₂	レバー, 牡蠣, さんま, あさり, しじみ, いわし丸干しなど
	葉　酸	レバー, 枝豆, いちご, ほうれんそう, アスパラガス など
身体づくりや身体機能にかかわるビタミン	ビタミンA	レバー, ウナギ, ぎんだら, モロヘイヤ, かぼちゃ, にんじん など
	ビタミンD	きくらげ(乾), くろかじき, さけ, うなぎ, さんま, かれいなど
	ビタミンE	うなぎ, かぼちゃ, 子持ちがれい, アボカド, アーモンド など
	ビタミンK	納豆, 緑黄色野菜 など
	ビタミンC	赤ピーマン, なばな, ブロッコリー, オレンジ, キウイフルーツなど

第6章

ビタミン

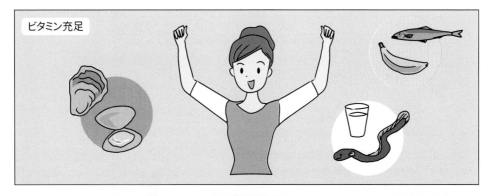

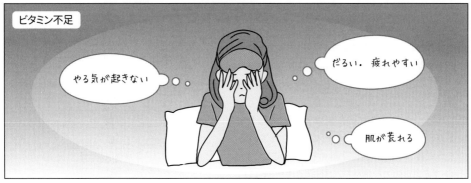

アスリートとファイトケミカル

　ファイトケミカルとは，通常の身体機能維持には必要とされないが，健康によい影響を与えると期待される植物由来の化合物を示す．野菜や果物を摂取する時に，色，香り・辛み・苦みとして感じている成分がファイトケミカルである．果物や野菜は，強い紫外線や害虫などから自らを守るための成分としてファイトケミカルを作りだしている．例えば紫外線にさらされたときに発生する活性酸素を除去し，種を酸化から守る成分は抗酸化作用を持ち，害虫から身を守るための成分は抗菌作用を持つ．私たちがそれらを摂取した際，抗酸化作用や免疫増強作用，さらにがん予防などさまざまな効果が期待できる．

　ファイトケミカルは，現在確認されているだけで約1,000種ある．その代表的なものとして，ブドウやブルーベリーに含まれる青紫色をしたアントシアニンや大豆に含まれるイソフラボン，トマトに含まれるリコピン，ウコン（ターメリック）に含まれるクルクミンや唐辛子類の辛み成分であるカプサイシンなどである．

ファイトケミカル	含んでいる食品	効　果
リコピン	トマト，スイカ	抗酸化作用
カプサイシン	トウガラシ，パプリカ	体熱生産作用，脂肪燃焼作用
カロテン	ニンジン，カボチャ	抗酸化作用，がん予防，免疫力向上
イソフラボン	大豆	抗酸化，がん予防
アントシアニン	ブルーベリー，ナス	抗酸化作用，抗炎症
カテキン	緑茶，柿	抗菌作用，抗酸化，脂肪燃焼作用
リスベラトール	ブルーベリー，赤ぶどう	抗酸化作用，老化予防

　アスリートは，日常的に運動を行っているため日々大量の活性酸素が体内で発生し，またハードなトレーニングにより免疫力が低下することがある．したがって，抗酸化作用や免疫機能を増強するファイトケミカルの摂取が望まれる．

　ファイトケミカルの多くは熱に強いが，植物の細胞膜の中に存在するため，私たちの体内で吸収するためにはその細胞膜を破壊したうえで摂取しなければならない．効果的に摂取する方法として，よく野菜を煮込んだスープやブレンダーを用いたジュースとしての摂取が勧められる．

　アスリートは勝つために肉体と精神の限界に挑み，日々さまざまなダメージにさらされている．五大栄養素を摂取することはもちろんのこと，ファイトケミカルの力を借りて，さらなる理想的なコンディションづくりを目指してみませんか．

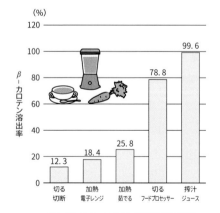

ニンジンのβ-カロテン溶出率に及ぼす
調理操作の影響

（青木雄大，菅沼大行，2016，
日本食育学会誌，10，163-170）

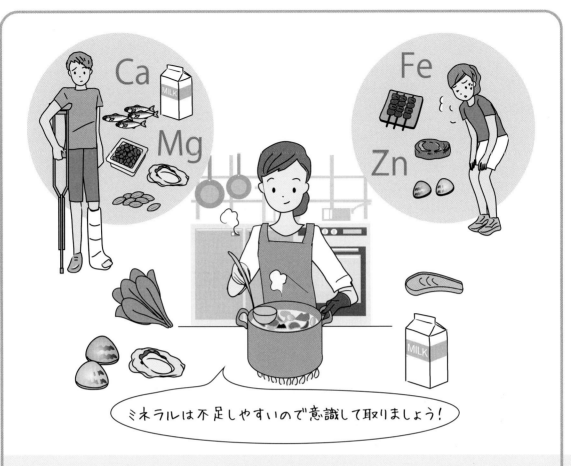

ミネラルは不足しやすいので意識して取りましょう！

第 **7** 章

ミネラル（無機質）
─ 生理機能の発揮に必須 ─

　私たちの体内に最も多く存在するミネラルはカルシウムであり（成人でおよそ 1 kg），その
ほとんどは骨に存在しています．ですから，骨を丈夫にして骨折を予防するためには，積極的
にカルシウムを摂取しなければなりません．でも，カルシウムのはたらきは骨づくりだけではあり
ません．じつは，筋肉の収縮や神経刺激の伝達，細胞の分化増殖などにもカルシウムは必須
なのです．

　体内に存在する鉄（成人で 3 〜 4 g）の半分以上は，ヘモグロビンの成分として機能しています．
ヘモグロビンは酸素を体の隅々まで運搬していますので，その量が少なくなった状態（貧血）
ではパフォーマンスが低下するのは当然ですね．成長期のアスリートは貧血に陥りやすいので，
貧血にならないようにたくさんの鉄を摂取してほしいものです．

　この章では，ミネラルの種類とはたらき，およびアスリートに不足しがちなミネラルとそれらの
摂取推奨量などを学びます．

1 ▷ ミネラルの種類とはたらき

　体に必須とされているミネラル（無機質）はおよそ 20 種類であるが，日本人の食事摂取基準に記載されている 13 種類のミネラルを表 7-1 に示す．これらは，主に生体構成成分として機能しているもの（多量ミネラル）と，生理的な機能維持として機能しているもの（微量ミネラル）に大別される．本章では，カルシウム（Ca），リン（P），カリウム（K），ナトリウム（Na），マグネシウム（Mg），鉄（Fe），亜鉛（Zn）を取り上げるが，その中で不足しやすいのは，カルシウム，鉄，亜鉛，マグネシウムである．

表7-1 主なミネラルの種類とはたらき，欠乏症および過剰症

	元素名	主な生理作用	主な欠乏症・過剰症
多量ミネラル	カルシウム	骨・歯の形成，筋収縮，神経伝達物質，血液の凝固	欠乏症：くる病，骨軟化症，骨粗鬆症 過剰症：結石
	リン	骨・歯の形成，エネルギー代謝，細胞の成長と分化，神経や筋肉の機能維持	欠乏症：発育不全 過剰症：骨軟化症
	カリウム	浸透圧維持，細胞の興奮	欠乏症：無筋力症，不整脈
	ナトリウム	浸透圧維持，細胞の興奮	欠乏症：食欲不振，血圧低下 過剰症：血圧上昇，腎障害
	マグネシウム	酵素活性，骨・歯の形成，筋収縮	欠乏症：循環器障害，代謝不全 過剰症：下痢
微量ミネラル	鉄	酸素運搬，電子伝達系や酵素の活性化	欠乏症：鉄欠乏性貧血，持久パフォーマンス低下 過剰症：ヘモクロマトーシス
	亜鉛	酵素の補因子，DNAの転写調節	欠乏症：味覚障害，生殖能低下，発育不全，皮膚炎
	銅	酵素の補因子	欠乏症：貧血，骨異常，毛髪異常 過剰症：肝障害，脳障害
	マンガン	酵素の補因子	欠乏症：骨異常
	クロム	耐糖能因子	欠乏症：耐糖能低下
	ヨウ素	甲状腺ホルモンの成分	欠乏症：発育不全，甲状腺機能低下
	モリブデン	酵素の補因子	欠乏症：成長障害，プリン体代謝異常
	セレン	抗酸化作用，酵素の補因子	欠乏症：心機能不全，骨関節症 過剰症：爪の変形，脱毛

2▷ はたらきからみたミネラルの分類

1 骨づくりに必要なミネラル —— Ca, P, Mg ——

（1）骨の構成成分

　健康な骨づくりは，アスリートにとって非常に大切である．骨折など骨に関する怪我は，練習や大事な試合に参加できなくなる他，最悪の場合選手生命を絶たれるような事態にもなりかねない．

　骨は，コラーゲンなどの有機成分とミネラルおよび水で構成されている（**表7-2**）．骨づくりに必要な栄養素は，カルシウム，リン，マグネシウムである．これらミネラル以外の栄養素としては，繊維性たんぱく質であるコラーゲンを合成するためのたんぱく質とビタミンC，摂取カルシウムの吸収を促進するビタミンD，骨基質たんぱく質であるオステオカルシンの合成に必要なビタミンKがあげられる．またエネルギー摂取量が不足しエネルギーアベイラビリティが低下すると，骨形成促進因子が低下して骨代謝に悪影響を及ぼすことがある（Ihle R 他, 2004）．そのため，骨量維持のためには十分なエネルギーも摂取しなければならない．

表7-2 骨の成分

成　分	種類	割合 （重量%）
水		10 〜 30
たんぱく質 （有機成分）	主にコラーゲン	25 〜 35
ミネラル （無機成分）	カルシウム リン マグネシウム	12 〜 25 6 〜 14 1 未満

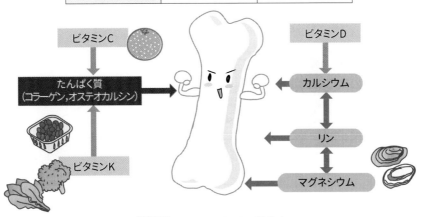

図7-1 骨づくりに必要な栄養素

(2) カルシウム，リンの特徴とはたらき

① カルシウム

正常な発育，骨量の増加や維持に重要な役割を果たす．カルシウムは体内の無機質の中で最も多く（体重 50 kg の成人で約 1 kg），その 99 ％は骨や歯に存在する．残りの 1 ％は，血液や筋，神経などの細胞内に存在する．細胞の分化増殖，筋収縮や神経情報の伝達，血液凝固の役割も担う．血液中のカルシウム濃度は，副甲状腺ホルモンやビタミン D，カルシトニンなどによって厳密に調節されている．

② リン

カルシウムについで多く存在するミネラルで（体重 50 kg の成人で約 500 g），カルシウムやマグネシウムとともに骨や歯に 85 ％存在し，残りはリンたんぱく質，リン脂質，核酸成分としてあらゆる組織に存在する．生体のエネルギー物質であるアデノシン三リン酸（ATP）はリン酸化合物であり，生体の全ての活動に不可欠である．

(3) スポーツ活動と骨

骨量は成長とともに増加し，20 代で最大になる．その後男女とも緩やかに低下していくが，女性の場合，閉経を迎え女性ホルモンの分泌量の低下とともに骨量は急激に低下する（図 7-2）．したがって，骨折や骨粗鬆症を予防するためには，20 代に到達する最大骨量をできるだけ高くしておくこと，さらに骨量の低下を緩やかにすることが大切である．エネルギー摂取量やカルシウムの摂取量が少なく，かつ月経異常がある女性アスリートの場合は，低骨密度になる危険性が高くなる．必要なエネルギーや十分なカルシウムを摂取することは，強い骨づくりに不可欠である．さらに骨に過重負荷を与えるような運動（ジャンプを伴うような運動）は，骨芽細胞を活性化し，骨へのカルシウムの沈着（骨形成）を促進する効果がある（図 7-3）．

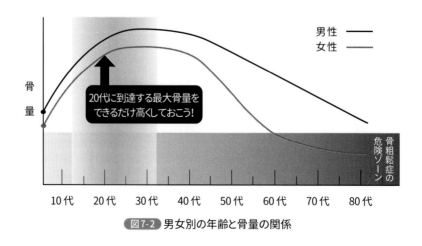

図7-2 男女別の年齢と骨量の関係

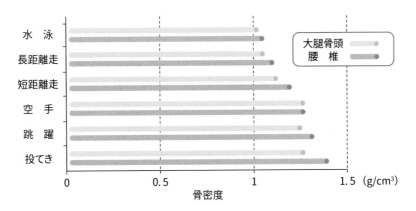

図7-3 競技別の大腿骨頭と腰椎の骨密度（服部由季夫 他, 1997）

骨に負荷をかける動きの多い競技選手の骨密度は高い.

活性型ビタミンDには，腸管における摂取カルシウムの吸収と，腎尿細管における原尿中カルシウムの再吸収を促す働きがある（図7-4）．そのためビタミンDの摂取不足は，骨密度の低下や疲労骨折を誘発する要因となる．ビタミンDは魚類に多く含まれることから，これらを多く摂取するとともに，日光（紫外線）にあたることによって，体内でも生成する（図7-5）．

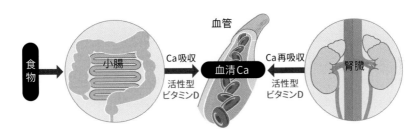

図7-4 活性型ビタミンDによるカルシウムの吸収・再吸収促進作用

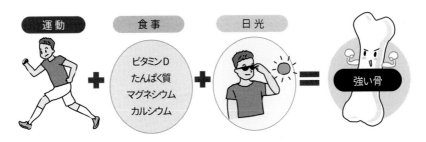

図7-5 健康な骨作りに必要な因子

（4）アスリートのカルシウムとリンの摂取推奨量

　カルシウムが果たす役割は，骨量の維持はもちろんのこと，筋収縮や神経伝達にも関与することから非常に重要である．しかし，カルシウムは日本人に最も不足しやすいミネラルである．さらに，汗中にもカルシウムが含まれることから，運動中発汗量が多いアスリートは，運動習慣のない人より多くカルシウムを摂取する必要がある．そのためアスリートのカルシウムの推奨量は，1日1,000 mgとされている．さらに，食行動の異常，無月経や骨密度低下がみられる女性アスリートにおいては，1日1,500 mgのカルシウムと，400〜800 IUのビタミンDの摂取が推奨されている（Rodriguez 他, 2009）．牛乳，乳製品のカルシウムの吸収率は高いが，植物性食品にはシュウ酸やフィチン酸などの吸収阻害因子が多く含まれているため，カルシウムの吸収率は低くなる．乳製品に加え，大豆製品，小魚や干しエビなどにもカルシウムが多く含まれているため，積極的に摂取すべきである（表7-3）．

　リンは，炭酸飲料や加工食品など多くの食品に含まれていることから不足にはならない．むしろ，摂取過剰に陥りやすい．リンの過剰摂取は，骨からのカルシウムの溶出を促進し，カルシウムの吸収を低下させるので注意しなければならない．カルシウムとリンの摂取比率は，1：2程度が望ましいとされている．

表7-3　カルシウムを多く含む食品

食品名	1食当たりの常用量*		カルシウム含有量
	g	目安量	mg
生　揚　げ	100	1/2枚	240
普　通　牛　乳	210	カップ1杯	231
煮　干　し	10	5尾	220
がんもどき	80	中1個	220
干　し　え　び	3	大さじ1杯	213
うなぎ・かば焼	100	1串	150
凍　り　豆　腐	20	1個	130
プロセスチーズ	20	1cm厚さ1枚	130
こまつな・生	70	お浸し1食分	120
なばな・生	70	お浸し1食分	110
木　綿　豆　腐	100	1/3丁	93
しゅんぎく・生	70	お浸し1食分	84
切干しだいこん・乾	15	1食分	75
さくらえび・ゆで	10	大さじ1杯	69
脱　脂　粉　乳	6	大さじ1杯	66
まいわし・生	80	中2尾	59
しらす干し・半乾燥	10	大さじ1杯	52
チンゲンサイ・生	50	1/2株	50
はまぐり・生	30	3個	39
さんま・生	100	1尾	28

＊　可食部量を示す

2 貧血予防に必要なミネラル —— Fe, Zn ——

(1) 貧血とは

　貧血は，酸素運搬を担うヘモグロビンが減少する結果，全身への酸素運搬能力が低下し，身体機能にさまざまな不調をきたす病状である．スポーツ性貧血と呼ばれる貧血には，希釈性貧血，溶血性貧血，鉄欠乏性貧血の3つがあげられる（表7-4）．一般的に貧血の中で最も多いのは鉄欠乏性貧血である．アスリートは運動習慣のない人に比べ，鉄の損失が多いことから，鉄欠乏性貧血になるリスクが高い．

表7-4 貧血の種類と特徴

	希釈性貧血	溶血性貧血	鉄欠乏性貧血
原　因	トレーニングに適応して，血漿量が増加することにより，相対的に赤血球やヘモグロビン濃度が低下する	物理的な衝撃などにより血管内での赤血球破壊が亢進	鉄の摂取不足および汗による鉄の損失，鉄需要の増加など
治療/対策	必要ない（トレーニングの適応がすすむと赤血球数が増加する）	必要（クッション性のある靴や柔らかい地面を走る）	必要（鉄の摂取量を増加）
発生頻度	少ない	少ない	多い

表7-5 鉄欠乏性貧血の主な症状

疲れやすい，動悸，めまい，まぶたの裏が白い，耳鳴り，呼吸がはやくなる，顔色が悪い，匙状爪（スプーン爪），口角炎，舌炎，

(2) 体内鉄の分布とはたらき

　体内の鉄（成人で3〜4 g）の約65 %は赤血球中にヘモグロビンの成分（ヘム鉄）として，約30 %は肝臓・脾臓・骨髄などに貯蔵鉄（フェリチン，ヘモジデリン）として，そして約5 %は組織鉄として筋肉や皮膚に存在している．ヘム鉄は，各組織に酸素を運搬する重要な役割を担っている．また，鉄は遷移金属元素であることから，酸化還元反応にかかわる酵素や電子伝達系たんぱく質にも含まれ重要な機能を発揮している．血液中の鉄は，運搬たんぱく質と結合し，トランスフェリンの形で血中を輸送される．

（3）スポーツ活動と貧血

① 鉄不足

　一般人に比べてアスリートは鉄欠乏になりやすい．その理由として，① エネルギー摂取制限にともなう鉄の摂取不足，② わずかながらも汗に鉄が含まれるので，発汗量の増加にともなう鉄の損失，③ 物理的衝撃による赤血球の破壊（溶血）にともなう鉄の損失，さらに，④ 消化管からの鉄の吸収の低下などがあげられる．鉄の摂取が不足すると，まず貯蔵鉄が減少し，ついで血清鉄，さらに不足が続くとヘモグロビンの合成に支障をきたし貧血状態に至る（図7-6）．

　貧血になるような鉄欠乏状態は，持久系パフォーマンスや筋パフォーマンスを低下させ，その他の運動や精神にかかわるパフォーマンスをも低下させる（Lukaski, 2004）．そのため，鉄欠乏のリスクが特に高い女性アスリート，長距離ランナーや思春期のアスリートは，貧血状態や潜在性の鉄欠乏状態に陥っていないか，貯蔵鉄の指標である血清フェリチンを含める貧血指標を定期的に検査することが好ましい．

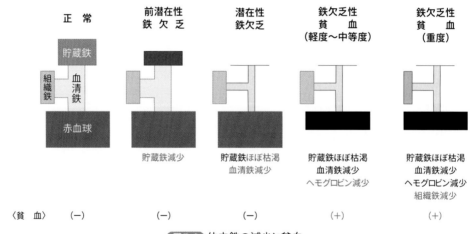

図7-6 体内鉄の減少と貧血

② 亜鉛不足

　一般的に知られてはいないが，アスリートの中には亜鉛が欠乏することにより貧血になることもある．亜鉛は，それ自体が赤血球の産生に必要であり，さらに造血促進ホルモンであるエリスロポエチンやソマトメジンC，男性ホルモンの生成にも強く関与している（図7-7）．鉄と亜鉛は肉，魚などの同じ食品群に多く含まれていることから，鉄欠乏が起こるような場合は亜鉛も欠乏していることが推察される．亜鉛が欠乏することによって発症する貧血は，不飽和鉄結合能が鉄血欠乏性貧血のように高くならない．また貧血にもかかわらず鉄剤投与に反応しない．このような場合は，鉄に加えて亜鉛の補給も行う必要がある．

　著者がかかわる女子中長距離選手に，鉄だけでなく亜鉛も多く含む食品を補食として摂取させたところ，貧血はほとんど見られなくなった．

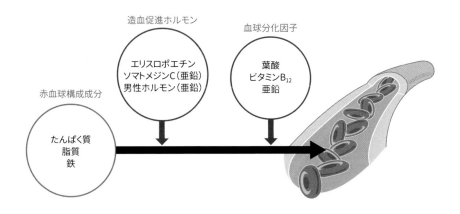

造血促進ホルモン
血球分化因子

エリスロポエチン
ソマトメジンC（亜鉛）
男性ホルモン（亜鉛）

葉酸
ビタミンB$_{12}$
亜鉛

赤血球構成成分

たんぱく質
脂質
鉄

図7-7 赤血球産生に関わる栄養素（西山宗六,「診断と治療」, 2006）

（4）摂取した鉄の吸収率とアスリートの推奨量

　アスリートの鉄の必要量は，運動習慣のない人と比べ増加している可能性が高い．特に持久系アスリートの必要量は一般推奨量に対して 70 ％程度増加しているともいわれている（Whiting 他, 2006）．そのため，競技にあわせて食事摂取基準の推奨量からその 1.7 倍程度を目指し十分な鉄が摂取できるよう心がけるべきである．

　食品中に含まれる鉄は，ヘム鉄（ 2 価鉄：Fe^{2+}）と非ヘム鉄（ 3 価鉄：Fe^{3+}）に分けられる．ヘム鉄は赤色の肉や魚などに多く含まれ，非ヘム鉄は野菜や穀類に含まれている．鉄の吸収率は極めて低く，ヘム鉄で 10 〜 20 ％，非ヘム鉄では 5 ％程度である（**表 7-6**）．

表7-6 鉄の吸収率に及ぼす因子（Monsen ER 他, 1978）

		女性			男性
貯蔵鉄量（mg）		0	250	500	1,000
ヘム鉄の吸収率（％）		35	28	23	15
非ヘム鉄の吸収率（％）	A．鉄の利用が低率の食事 ① 肉または魚（赤身, 生）30 g 以下　　または ② ビタミンC 25 mg 以下	5	4	3	2
	B．鉄中等度利用食 ① 肉または魚（赤身, 生）30 〜 90 g　　または ② ビタミンC 25 〜 75 mg	10	7	5	3
	C．鉄高度利用食 ① 肉または魚（赤身, 生）90 g 以上　　または ② ビタミンC 75 mg 以上　　　　　　または ③ 肉または魚 30 〜 90 g＋ビタミンC 25 〜 75 mg	20	12	8	4

　血清フェリチンの 1 ng/mL は貯蔵鉄 8 〜 10 mg に相当する．貯蔵鉄量 500 mg 程度での吸収率が一般的に栄養計算で用いられる値である．体内貯蔵鉄が 250 mg の人と 1,000 mg の人が同じ量のヘム鉄を摂取した場合，体内鉄が少ない人は 28 ％ 吸収されるのに対して，体内鉄の多い人は 15 ％しか吸収されない．また非ヘム鉄の吸収率を高める因子として ① 肉や魚の組織と ② ビタミンCがあり，それらを通常の食事に取り入れることで非ヘム鉄の吸収率が増加する．

　また鉄の吸収率は体内の鉄貯蔵量を反映しており，貯蔵鉄が少ないと吸収率は増加する．レバーや赤身の肉，魚はよい鉄の供給源である．さらに還元力の高いビタミンCは，吸収率の低い3価鉄を2価鉄に還元し，腸管での吸収率を上げることができる．そのため，鉄とビタミンCは同時に摂取する必要があるので，葉物野菜料理にレモンを添える，新鮮な果物をデザートに加える，などの工夫をして鉄の吸収率を高めなければならない．

表7-7　鉄を多く含む食品

食品名		1食当たりの常用量		含有量 mg
		g	目安量*	
〈ヘム鉄〉	ぶた・肝臓	40	2切れ	5.2
	にわとり・肝臓	40	1個	3.6
	うるめいわし	50	5尾	2.3
	あさり	50	みそ汁1杯分	1.9
	かつお・春獲り	80	さしみ5切れ	1.5
〈非ヘム鉄〉	がんもどき	80	中1個	2.9
	生揚げ	100	1/2個	2.6
	ほしひじき	4	煮物1食分	2.3
	こまつな	70	お浸し1食分	2.0

＊可食部量を示す

3 浸透圧や筋肉・神経系機能の調節に必要なミネラル —— Na, K, Ca, Mg ——

（1）細胞内外のミネラルバランスとおもなはたらき

　身体を構成するすべての細胞内にはカリウムイオンが，細胞外にはナトリウムイオンが多く存在している．これは，細胞膜に存在するナトリウムポンプがエネルギー（ATP）を使いながらナトリウムイオンを細胞外へ，カリウムイオンを細胞内へ輸送しているからである（図7-8）．細胞内外におけるこの極端なイオンのアンバランスは，細胞がいろいろな機能発揮するために大切である．たとえば，神経細胞における刺激の伝達や摂取した栄養素（グルコースやアミノ酸）の吸収などである．また，カルシウムも筋収縮や神経刺激の伝達に重要な役割を担っており，神経からの電気刺激を受け筋細胞内のカルシウム濃度が上昇すると，筋収縮が生じる．また体液中のミネラルは，体内水分量の調節，浸透圧の維持，酸・塩基平衡（pHバランス）の調節も行っている．

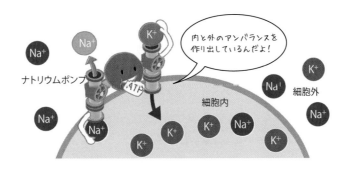

図7-8 細胞内外のカリウムとナトリウム濃度のアンバランスが大切

（2）スポーツ活動とミネラルバランスの崩れ

　日本人は，塩分濃度が高い味噌や醤油といった調味料を多用するため，ナトリウム（食塩）を摂りすぎる傾向にあり通常は不足になりにくい．しかしアスリートは，多量の発汗によりナトリウム不足に陥ることもある．ナトリウム不足に陥ると，疲労感，食欲不振など熱中症のような症状を引き起こす．そのため，暑熱環境下での長時間の運動を行う際はスポーツドリンクなどを利用し，ナトリウム不足に陥らないよう注意しなければならない．

　またマグネシウムは，刺激に対する神経の興奮を弱め，筋肉の弛緩を促すはたらきがある．マグネシウムとカルシウムはブラザーイオンといわれるほどその関係性が大切で，マグネシウムが不足すると，筋細胞中のカルシウム濃度の調節が円滑に進まず，筋収縮に異常をきたすようになる（図7-9）．さらに，マグネシウム不足は酸素必要量を増加させ，持久力をも低下させると報告されている（Rodriguez 他, 2009）．

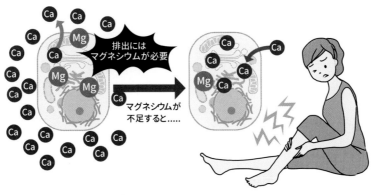

図7-9 マグネシウムのはたらき

（3）アスリートの推奨量

　ナトリウムは，一般成人の食事摂取基準値を目安とする．日本人は塩分としてナトリウムを摂り過ぎる傾向にあるが，アスリートは汗中に損失するナトリウムが多いため，普段の食事において特に摂取制限をする必要はない．

　カリウムは，通常の食事を摂っていれば過不足は生じない（**表7-8**）．しかし，ナトリウムの過剰摂取に対し，カリウムの摂取量が少ない点が懸念されている．ナトリウムとカリウムは互いに拮抗して働いているため，摂取のバランスが重要となる．一般的に理想的といわれるナトリウムとカリウムの摂取比（Na/K）は，1～1.1程度が望ましいとされている．そのためナトリウムの摂取量が増加すれば，カリウムの必要量は必然的に増加する．

表7-8　カリウムを多く含む食品

食品名	1食当たりの常用量*		カリウム含有量
	g	目安量	mg
さ と い も ・ 生	100	中2個	640
切干しだいこん ・乾	15	1食分	530
ほうれんそう ・ 生	70	お浸し1食分	480
か き ・干しがき	65	1個	440
ア ボ カ ド ・ 生	70	1/2個	410
さ わ ら ・ 生	80	1切れ	390
こ ま つ な ・ 生	70	お浸し1食分	350
し ゅ ん ぎ く ・ 生	70	お浸し1食分	320
く ろ か じ き ・ 生	80	1切れ	310
糸 引 き 納 豆	40	1食分	260
ほしひじき・鉄釜・乾	4	煮物1食分	260
ま こ ん ぶ ・ 乾	3	5cm角	180
ブ ロ ッ コ リ ー ・ 生	50	2×3cm角・3個	180
黒 砂 糖	12	大さじ1杯	130
身 欠 き に し ん	20	1枚	86

＊可食部量を示す

4 酵素の活性化に必要なミネラル —— Mg, Zn ——

（1）酵素とは

　化学反応を速める作用（触媒作用）を持つたんぱく質を酵素という．体内で行われる化学反応のほとんどは酵素の触媒作用により生じるので，酵素は生命維持には欠かせないものである．酵素は特定の基質にしか作用しないため，人体にはおよそ3,000種もの酵素が存在するといわれている．酵素の中には，作用を発揮するためにミネラルを必要とするものがある．そのミネラルとは，マグネシウム，亜鉛，鉄，銅，マンガン，モリブデン，セレンなどである．

（2）マグネシウム・亜鉛の特徴やはたらき

　マグネシウムは，人体に約 0.05 %（体重 50 kg の成人で約 25 g）存在し，そのうちのおよそ 60 %は骨に，20 %は筋肉に存在する．すべての細胞中にマグネシウムは存在するものの，血液には 1 %以下しか存在しない．300 種類以上の酵素の働きを助ける補因子であり，ビタミン B 群とともにエネルギー代謝やたんぱく質・核酸の合成に必要とされる．また，マグネシウムはカリウムについで細胞内液に多く含まれる陽イオンであり，カルシウムやカリウムの細胞内への取り込みを促進するはたらきがあるため，神経や筋肉の機能維持に欠かせない．マグネシウムが欠乏すると，細胞内外のナトリウム，カリウム，カルシウムのバランスが崩れてしまい，筋肉のしびれ，つり，痙攣を起こしやすくなるほか，骨が弱くなり，イライラしやすく，虚血性心疾患になりやすいともいわれている．

　亜鉛は成人で体内に約 2 g あり，すべての臓器，組織，血液細胞に含まれる．300 種類以上の酵素に含まれており，それらの活性化に関与する．遺伝子発現の調節に関与するたんぱく質（転写因子）の構成成分でもあり，細胞分裂にかかわる．免疫機能に重要な役割を担う T 細胞や NK 細胞のはたらきにも関係しており，不足すると免疫力が低下するといわれている．味蕾の発達にもかかわり，軽度の欠乏では，味覚の低下があらわれる．その他の症状として，食欲不振，皮膚障害などの症状がみられる．

（3）活性酸素除去酵素と亜鉛

　活性酸素は，遺伝子（DNA）や細胞膜などを傷つけ，がんやさまざまな疾患の要因となる．そのため体内には活性酸素を除去するさまざまな酵素がある（ビタミンの章参照）．代表的な活性酸素除去酵素としてスーパーオキシドジスムターゼ（SOD）があるが，SOD は亜鉛などを補因子とし，生体内で抗酸化能を発揮している．また亜鉛不足は，心肺機能や筋力・持久力を低下させるといわれており，適切な亜鉛の摂取はパフォーマンス低下の予防にもつながる（Lukaski, 2004）．

（4）アスリートのマグネシウム，亜鉛推奨量

　マグネシウムの摂取についてはカルシウム摂取とのバランスが大切である．カルシウムとマグネシウムの理想的なバランスは 2：1 といわれている．アスリートのカルシウムの推奨量は 1,000 mg/ 日であることから，マグネシウム推奨量は通常より多い 500 mg 程度が好ましい．

　亜鉛は，アスリートが不足になりやすいミネラルである．亜鉛は抗酸化作用を発揮するために必要であることから，アスリートは少なくとも食事摂取基準の一般推奨量は摂取すべきである．

第**7**章

ミネラル

表7-9 マグネシウムを多く含む食品

食品名	1食当たりの常用量		含有量 mg
	g	目安量	
アマランサス	40	大匙3杯	110
アーモンド	30	27粒程度	87
するめ	50	小2枚	85
カシューナッツ	30	20粒程度	72
ほしひじき	10	ひじき煮1杯	64
らっかせい・いり	30	30粒程度	60
油揚げ	40	大1枚	60
水稲めし・玄米	120	1杯	59
かき（貝類）	70	小2個	46
糸引き納豆	40	1食分	40

表7-10 亜鉛を多く含む食品

食品名	1食当たりの常用量		含有量 mg
	g	目安量	
かき（貝類）	70	小2個	9.8
うし・かたロース・赤肉	80	薄切り肉2〜3枚	4.5
ぶた・肝臓	50	4枚	3.5
するめ	50	小2枚	2.7
うなぎ・蒲焼き	100	1串	2.7
ぶた・かたロース・赤肉	80	薄切り肉2〜3枚	2.6
いいだこ	80	8〜10スライス	2.5
アマランサス	40	大匙3杯	2.3
そらまめ・乾	50	10粒	2.3

5 女子アスリートはミネラル不足に注意

　女子アスリートは男子に比べてエネルギー制限を行っているケースが多く，また月経により鉄が損失するにもかかわらず，鉄の補給源となる動物性食品の摂取量が男子よりも少ないことからミネラル不足に陥りやすい．

　特にカルシウム，カリウム，マグネシウムや亜鉛は男女共に不足している場合が多い．また多量の発汗，嘔吐や下痢などで急性的にミネラルを著しく損失する場合もあるので，そういった場合は速やかにスポーツドリンクなどでミネラルを補うことが必要である．

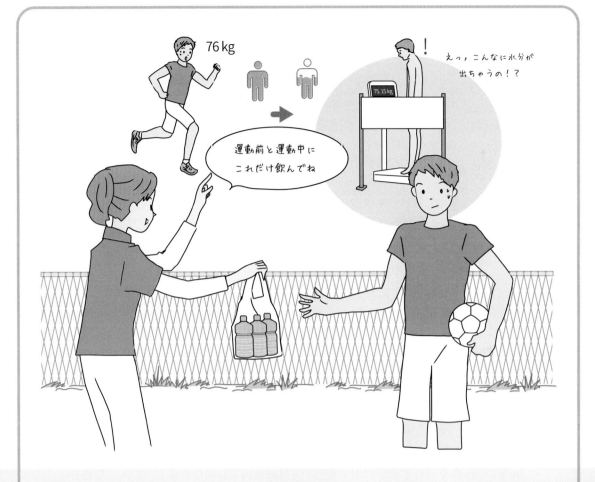

第8章

水
― たかが水. されどなければ命危うし ―

　信じにくいかもしれませんが，パフォーマンスの低下に最も影響を与えるのは，体内の水分不足です．水分が体重のおよそ1％不足するだけでパフォーマンスが低下しはじめ，2％以上損失すると体力，スキル，集中力や認知機能まで低下してしまいます．ところが，それほど重要であるにもかかわらず，日常的に水分が足りていないアスリートには，数％の水分不足は気づきにくいものです．パフォーマンスの低下を防ぐために，アスリートは普段から自分の体水分が充足しているかという点について，敏感になっておく必要があります．

　また運動中はどうしても汗をかくため，運動前，運動中，運動後における計画的な水分補給計画と準備が必要です．命を奪いかねない熱中症の対策も知っておくことが大切ですね．

　この章では，体の水分が充足されているか否かの確認方法や，適切な水分補給と熱中症予防に関しても学びます．

1 ▷ 身体と水の関係
── 水分補給の目的と重要性 ──

1 水の役割

水を摂取しないと数日しか生きられないことから分かるように，水は生命維持に必要不可欠である．水の生理的役割として次のようなことがあげられる．

① エネルギー代謝など，生命活動の基本となる酵素反応の場を提供する．

② いろいろな栄養素やホルモン，老廃物などを体内運搬する．

③ 体内の不要物を，主に尿として体外へ搬出する．

④ 発汗による体温調節を行う．

2 体内の水分量

成人の場合，体重の約 60 ％が水分である．小児では，体水分の占める割合が成人より多く，高齢者では減少する（図 8-1）．体重に占める体水分の割合は体脂肪量に左右される．骨格筋は 65 〜 75 ％が水分で構成されているのに対し，脂肪組織では 10 〜 20 ％である．そのため，体脂肪率の高い女性は男性より水分量の割合が低くなる．

体重の 60 ％を占める水分のおよそ 40 ％は細胞内に（細胞内液），20 ％は細胞外に（細胞外液）に存在する．細胞外液は，さらに 15 ％が細胞と細胞の間を満たし（細胞間質液），残りの 5 ％が血漿とリンパ液に存在している．これは体重が 70 kg のアスリートであれば，42 L の水が体内に存在し，そのうちの 28 L が細胞内に，10.5 L が細胞間質に，そして 3.5 L が血液やリンパ液の水分として存在することになる（血液は，赤血球やたんぱく質などの成分と合わせて約 5 kg となる）．

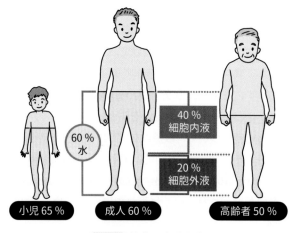

図8-1 体内の水分分布

3 水の出納

　体内の水分量は，通常一定に保たれている．成人の場合は 1 日に約 2,500 mL の水分が，① 尿と糞便，② 呼気や皮膚からの蒸泄，③ 汗として排泄される．一方，体内に入る水としては，① 飲食からの水分，② 代謝水があげられる（**図 8-2**）．代謝水とは，摂取した栄養素を代謝する際に生じる水である．代謝水の生成量は栄養素によって異なるが，成人では 1 日当たり約 300 mL である（Sawka MN 他, 2007）．最も大きな水分損失は尿であるが，腎臓は尿量を調節することにより身体の水分バランスを維持している． 1 時間当たりの尿量は，最小で 20 mL から最大で 1,000 mL といわれており，摂取する水分量や発汗量によって大きな差が生じる．

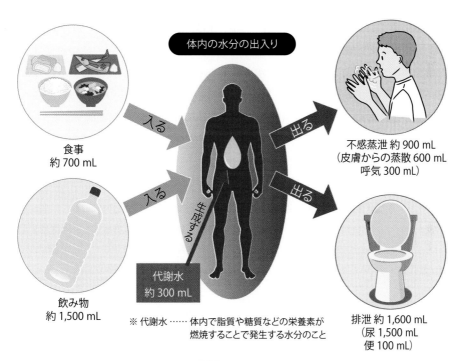

体内の水分の出入り

食事
約 700 mL

入る

飲み物
約 1,500 mL

入る

生成する

代謝水
約 300 mL

※ 代謝水 …… 体内で脂質や糖質などの栄養素が燃焼することで発生する水分のこと

出る

不感蒸泄 約 900 mL
（皮膚からの蒸散 600 mL
呼気 300 mL）

出る

排泄 約 1,600 mL
（尿 1,500 mL
便 100 mL）

図8-2 水の出納

　図中に示されている容量は，おおよその値である．皮膚および呼気から排泄される水分を不感蒸泄と呼び，特別な運動などをしなくても，自動的に失われる水分である．また体内で生成した老廃物などを排泄するために 1 日約 400 mL の尿を排泄しなければならない．この尿のことを不可避尿と呼ぶ．不感蒸泄による水分（900 mL）と不可避尿による水分（400 mL）は避けることのできない水分であり，人は 1 日に少なくとも 1,300 mL の水を摂取しなければ生きていけないことになる．

4 発　汗

　発汗は，体温を調節するための重要な機能である．水は蒸発する際に熱を奪うことから（気化熱），汗が皮膚表面から蒸発する際に体温を下げる．そのため，運動に伴って上昇する体温を下げるべく発汗が生じる．発汗量は，運動時間や強度，環境，運動中の着衣などの影響を受ける．また，体重，暑熱環境への順応，競技種目，ポジション，持久系トレーニングへの適応などの影響も受ける．異なる条件下での競技における発汗量を**表8-1**に示す．多くの場合 1 時間当たりの発汗量は 0.5 ～ 2.0 L であるが，時には 2.6 L に達する場合もあり，環境や選手個々の状況により大きな差がみられる（Sawka MN 他, 2007）．

　汗中には，多くの電解質（ナトリウム，カリウム，カルシウム，マグネシウム，塩素など）が含まれており，発汗することによりこれらの電解質，特にナトリウムを多く失うことになる．選手により大きな開き（10 ～ 70 mEq/L）はあるものの，汗中の平均的なナトリウム濃度は 35 mEq/L といわれている（Sawka MN 他, 2007）．この濃度は，遺伝的要因や食事，発汗量，さらに暑熱環境への適応により異なるが，性別や年齢の影響は受けないともいわれている．さらに，脱水状態に陥ると，汗のナトリウム濃度が高くなることも報告されている（Morgan RM 他, 2004）．汗の電解質濃度は血漿に比べて低いものの，発汗することにより体液量が低下するだけでなく，細胞内液と細胞外液の浸透圧バランスが崩れることになる．

表8-1 いろいろな種目における 1 時間当たりの発汗量と水分摂取量

競技種目	練習時期と性別	発汗量 (L/時)	水分摂取量 (L/時)	体重減少量 (kg/時)
ボート競技	夏季：男子	1.98	0.96	1.7
	夏季：女子	1.39	0.78	1.2
バスケットボール	夏季：男子	1.37	0.80	1.0
	夏季大会：男子	1.60	1.08	0.9
サッカー	夏季：男子	1.43	0.65	1.6
	冬季：男子	1.13	0.28	1.6
アメリカンフットボール	夏季：男子	2.14	1.42	1.7
テニス	夏季：男子	1.60	1.10	1.3
ハーフマラソン	冬季：男子	1.49	0.15	2.4

5 体水分バランスと脱水症

　1日を通して，適切な水分と電解質が摂取されていれば，体水分量は体重の±0.2〜0.5％以内の変動に収まるよう調整されている（Adolph EF 他，1938）．しかし，体内から排出される水分量が増えたり，摂取する水分量が不足したりすると，体内の水分量が不足した状態となる．これを脱水症という．脱水症には，水分欠乏性脱水症と塩分欠乏性脱水症の2種類がある（図8-3）．

　水分欠乏性脱水症（高張性脱水）は，発汗によって細胞外液の水分が減少すると，細胞外液の電解質濃度が上昇し浸透圧は高くなる．細胞内外のアンバランスを是正するために，細胞内液の水分は浸透圧の高い細胞外液へ移動し，結果として細胞内の水分が減少する．

　一方，塩分欠乏性脱水症（低張性脱水）は，過度の発汗や下痢，嘔吐が続くと，水分に加え電解質も損失する．そのようなとき，水のみを補充すると細胞外液のナトリウム濃度が低くなり浸透圧が低下する．このアンバランスを是正するため，細胞外液の水分は浸透圧の高い細胞内の方へ流れていき，細胞外液は濃縮され，結果として細胞内の水分量が過剰になる．

　体脂肪率の高い人は相対的に体内の水分量が，同じ体重の人よりも少ないため，脱水症になりやすい．高齢者は，渇きに対する感度が鈍くなるため，水分摂取不足であっても必要な水分を自発的に補うまでに時間がかかってしまう可能性がある．そのため，高齢者には運動中や運動後の水分摂取を積極的に勧めるべきである．

　また寒冷環境であっても，脱水状態に陥る可能性がある．その原因としては，断熱性の高い衣服を着て運動する場合や，気温が低いことによる水分摂取の低下，そして厚着をしているため衣服の着脱が面倒でトイレを我慢しなければならず，あえて水分摂取を控える場合などが考えられる．

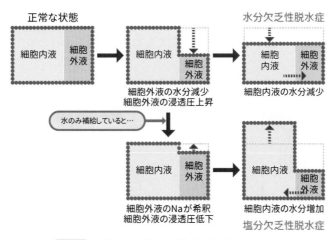

図8-3 脱水症の種類と脱水症が発症する仕組み

　運動による脱水症の場合，多くは運動を始める際は適切な水分摂取状態であったと予想されるが，運動時間が長くなるのに伴って脱水状態に陥る場合が多い．しかし，競技種目により，1日に何度も試合や練習がある場合，あるいは休憩時間に適切な水分補給ができない場合など，運動や試合を始める前から水分摂取不足の状態で臨んでしまうケースも少なくない．また重量制限のある階級制競技などでは，意図的に水分摂取を制限したり利尿剤を利用して体重調整を行ったりする習慣もあり，脱水状態で運動に臨む場合もある．サッカー選手の試合前水分摂取状況を調べた研究によると，20人中8人が水分摂取不足であったと報告されている（Maughan 他，2007）．

6 体水分の測定方法

　主な体水分量の測定方法は重水希釈法，血漿浸透圧や生体インピーダンス法などがあげられるが，手間や費用がかかる，もしくは精度の問題で現場利用には向いていない．一方で，尿や体重を用いた測定方法は，単独での評価には限界があるが，これらを組み合わせることにより，ある程度正確に体水分状態を予想することが可能となる．尿比重は比較的簡単に定量化が可能であり，正常な水分状態の閾値は，起床後最初の排尿時の尿比重が1.020 g/mL未満であれば，体水分が十分あるとみなす．また毎日の早朝起床排尿後に体重を測定し，急な体重の減少があった場合（目安：体重の約1％を超える変動）は脱水状態であるとみなし，失った水分を補給する必要がある．また，運動中に失った水分量（主に発汗量）を体重から評価することが可能である．

　1時間当たりの発汗量の計算は下記のとおりである．

> 発汗量（g/時間）＝（運動前の体重（g）－運動後の体重（g）＋飲水量（g））/運動時間（時間）

　※1 mLの汗の損失は1 gの水分の損失であると仮定する．

　体重を用いて体水分量の変化を測定する場合に，注意しなければいけない点は，衣服の重量や衣服にしみこんだ水分（汗）の重さが体重に影響してしまう点である．したがって，体重測定時は，汗を十分拭き取った裸で測定することが必要であるため，測定環境の配慮が必要である．

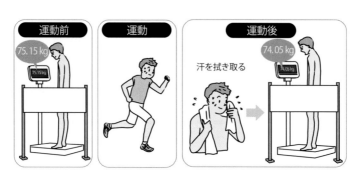

熱中症とは，主として脱水が原因で発症する身体適応障害の総称である．脱水により，発汗が機能しなくなり体温が上昇し，臓器への血流の低下や多臓器不全が生じて，重篤な場合は死に至ることもある．熱中症の主な症状としては，めまい，失神，頭痛，吐き気，強い眠気，体温の異常な上昇，汗が出なくなるなどである．熱中症の重症度，種類や症状，治療などを**表**8-2 に示す．

日本救急医学会は，全国の救急医療施設において熱中症で受診した 2,130 例について解析したところ，特に 10 代でのスポーツ中の熱中症の発生数が多いことがわかった（**図** 8-4）．

表8-2 日本救急医学会熱中症分類 2015

		症　状	重症度	治　療	臨床症状からの分類
（応急処置と見守り）	Ⅰ度	めまい，立ちくらみ，生あくび，大量の発汗，筋肉痛，筋肉の硬直（こむら返り）意識障害を認めない		通常は現場で対応可能 → 冷所での安静，体表冷却，経口的に水分とNaの補給	熱けいれん，熱失神 Ⅰ度の症状が徐々に改善している場合のみ，現場の応急処置と見守りでOK
（医療機関へ）	Ⅱ度	頭痛，嘔吐，倦怠感，虚脱感，集中力や判断力の低下		医療機関での診察が必要→体温管理，安静，十分な水分とNaの補給（経口摂取が困難なときには点滴にて）	熱疲労 Ⅱ度の症状が出現したり，Ⅰ度に改善が見られない場合，すぐ病院へ搬送する（周囲の人が判断）
（入院Ⅲ度加療）		下記の3つのうちいずれかを含む (1)中枢神経症状（意識がない、呼びかけに対して応答がおかしい，痙攣，手足の運動障害）(2)肝・腎機能障害 (3)血液凝固異常		入院加療（場合により集中治療）が必要→体温管理（体表冷却に加え体内冷却，血管内冷却などを追加）呼吸，循環管理，血液凝固異常の治療	熱射病 Ⅲ度か否かは救急隊員や，病院到着後の診療・検査により診断される

日本救急医学会「熱中症に関する委員会」の推奨する分類

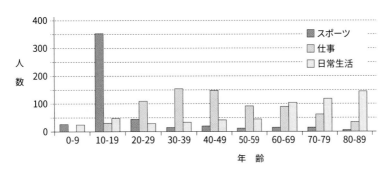

図8-4 作業内容別，年齢別の熱中症発生数（2012 年 6 月〜 8 月）

日本救急医学会熱中症に関する委員会，日本救急医学会雑誌，2014

第8章

水

　種目別では野球，バスケットボール，ラグビー，サッカー，テニスなど競技人口の多い球技と，陸上競技などグラウンドでのスポーツに多く発生している．そのため，スポーツ現場での熱中症予防の観点から，特に児童のスポーツ指導にかかわる指導者や保護者は，熱中症の危険性を熟知した上で，子どもたちに積極的な水分摂取を促す必要がある．

　日本体育協会は，熱中症予防の原則を「スポーツ活動中の熱中症予防5か条」としてまとめ（**表8-3**），さらに，WBGT（湿球黒球温度：Wet Bulb Globe Temperature）を用いた熱中症予防のための運動指針を示している（**図8-5**）．WBGTが厳重警戒レベルになると，熱中症の発生件数が顕著に増えるため，WBGTを測定し運動の実施の有無やタイミングを決めることが推奨されている（**図8-6**）．

表8-3　スポーツ活動中の熱中症予防5か条

① 暑いとき，無理な運動は事故のもと	気温や同じ気温でも湿度が高いとき，運動強度が高いときほど熱中症の危険性も高くなる．
② 急な暑さは要注意	夏の初めや合宿の初日，あるいは夏以外でも急に気温が高くなった場合は特に注意しよう．
③ 失った水と塩分を取り戻そう	汗からは水分と塩分も失われるため，特に長時間の運動の場合はスポーツドリンクなどを利用して水分と共に塩分も補給しよう．
④ 薄着スタイルでさわやかに	暑いときには軽装にし，素材も吸湿性や通気性のよいものにしよう．屋外では帽子も忘れずに．
⑤ 体調不良は事故のもと	疲労，睡眠不足，発熱，かぜ，下痢など体調の悪いときには運動を控えよう．

公益財団法人日本スポーツ協会「スポーツ活動中の熱中症予防ガイドブック」2019

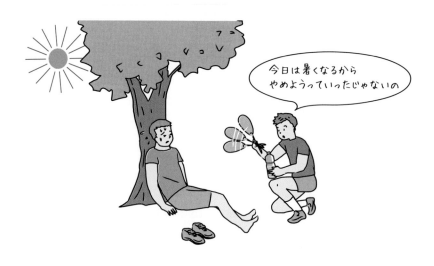

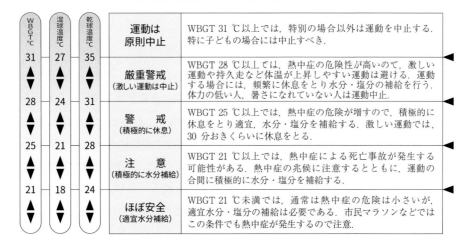

熱 中 症 予 防 運 動 指 針

WBGT ℃	湿球温度 ℃	乾球温度 ℃		
31	27	35	運動は原則中止	WBGT 31 ℃以上では，特別の場合以外は運動を中止する．特に子どもの場合には中止すべき．
28	24	31	厳重警戒（激しい運動は中止）	WBGT 28 ℃以上では，熱中症の危険性が高いので，激しい運動や持久走など体温が上昇しやすい運動は避ける．運動する場合には，頻繁に休息をとり水分・塩分の補給を行う．体力の低い人，暑さになれていない人は運動中止．
25	21	28	警 戒（積極的に休息）	WBGT 25 ℃以上では，熱中症の危険が増すので，積極的に休息をとり適宜，水分・塩分を補給する．激しい運動では，30 分おきくらいに休息をとる．
21	18	24	注 意（積極的に水分補給）	WBGT 21 ℃以上では，熱中症による死亡事故が発生する可能性がある．熱中症の兆候に注意するとともに，運動の合間に積極的に水分・塩分を補給する．
			ほぼ安全（適宜水分補給）	WBGT 21 ℃未満では，通常は熱中症の危険は小さいが，適宜水分・塩分の補給は必要である．市民マラソンなどではこの条件でも熱中症が発生するので注意．

1）環境条件の評価には WBGT が望ましい．
2）乾球温度を用いる場合には，湿度に注意する．湿度が高ければ，1ランク厳しい環境条件の運動指針を適用する．

暑さを示す指数である WBGT（湿球黒球温度：Wet Bulb Globe Temperature）は，熱中症を予防することを目的として利用されている．単位は気温と同じ摂氏度（℃）で示されるが，その値は気温とは異なる．人体と外気との熱のやりとり（熱収支）に着目した指標で，人体の熱収支に与える影響の大きい ① 湿度，② 日射・輻射（ふくしゃ）など周辺の熱環境，③ 気温の３つを取り入れた指標である．

図8-5 熱中症予防運動指針

（公益財団法人日本スポーツ協会「スポーツ活動中の熱中症予防ガイドブック」2019）

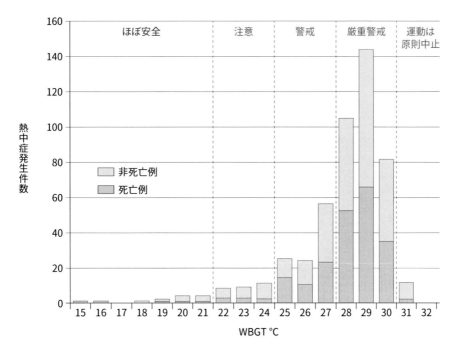

図8-6 運動時熱中症発症時の WBGT 分布と熱中症発生件数（1970 ～ 2018 年）

公益財団法人日本スポーツ協会「スポーツ活動中の熱中症予防ガイドブック」2019

3▷ 水分補給がパフォーマンスに及ぼす影響

1 脱水レベルと運動パフォーマンス

　水分摂取状況と持久系運動パフォーマンスとの関係に関して，多くの研究が行われてきた．水分摂取不足になると，血漿浸透圧が上昇し循環血液量が低下する．これが要因となって，発汗量が低下し皮膚血流量が低下する結果，体温が上昇する．体温が上昇すると，血液を皮膚へ送り皮膚血流量を増加させようとするため，運動に必要な主要循環血液量が低下する．その結果心拍出量が低下し，持久的パフォーマンスが低下すると考えられている．事実，皮膚温が29℃以上の場合，温度が1℃上がるごとに，自転車タイムトライアルのパフォーマンスが約1.6％ずつ低下すると報告されている（Kenefick RW, 2010）.

　運動パフォーマンスの低下がどの程度の水分の損失によるかを表8-4に示す．運動前の体重の2％以上が減少すると，そのときの環境にかかわらず，運動パフォーマンスにさまざまな悪影響が生じることから，運動中の脱水は体重の2%以下に抑えることが重要である．

　また脱水状態は，さまざまな運動スキル，精神運動機能（認知機能や論理的思考など），やる気などを低下させる．体組成や暑熱環境への順応などは競技種目によって異なるため，脱水によるパフォーマンスへの影響には個人差があると考えられるが，脱水状態は多かれ少なかれ，ここに示したようなパフォーマンスに対する悪影響を引き起こすのは間違いない．

　さらに，脱水状態に陥ると，心拍数の増加など循環器への負担が増えて有酸素的運動パフォーマンスが低下する．そのため，同じ運動強度であっても主観的疲労度を増加させることになる（Cheubront SN 他, 2010）.

表8-4 脱水レベルと運動パフォーマンス

脱水レベル （運動前の体重の）	パフォーマンスへの影響
1％以下の減少	・特になし
1～2％の減少	・暑熱環境下で90分以上継続して行う場合，持久的運動パフォーマンスが低下する可能性あり
2％以上の減少	・環境にかかわらず，持久的運動パフォーマンスが低下 　（暑熱環境であれば特に悪化） ・複合的な能力を必要とする競技に特化した運動スキルが低下 　（例：バスケットボール選手のシュート数の低下） ・暑熱環境下の場合，認知機能，精神運動機能，気分，やる気が低下する可能性あり
3％以上の減少	・寒冷環境下の場合でも，有酸素性運動パフォーマンスが低下する可能性あり

（Mitchell JB, 1989）

2 糖質補給を兼ねた水分補給

　運動の種類や強度により異なるものの，アスリートは運動中に1時間当たり 30 〜 60 gの糖質を消費している．しかし，体内に貯蔵できる糖質量は，血液や細胞間質液に 10 〜 20 g，グリコーゲンとして肝臓に 70 〜 100 g，筋肉に 250 g 程度と限りがある．したがって，運動中も糖質をエネルギー源として活用するためには，糖質を継続的に補給することが望ましい（Jeukendrup AE 他，1997）．

　一方，運動中の糖質酸化率（エネルギーとして利用できるスピード）は最大で1分当たり 1.0 〜 1.1 g（1時間当たり約 60 g）といわれている（Jeukendrup AE 他，2000）．それゆえに運動が 1 時間以上継続する場合，1 時間当たり 30 〜 60 g の糖質補給が推奨される．しかし，水分が消化管から吸収されるスピードは，飲料水中の糖質濃度が 10 % を超えると遅くなることが報告されている（図8-7）．したがって，水分の吸収を阻害せず，より多くの糖質を補給できる飲料としては，糖質濃度が 6 〜 8 %の飲料が好ましい．

　さらに，糖質の種類としては，グルコースとフルクトースを組み合わせたものの方がよい．これは，グルコースとフルクトースでは吸収機構が異なり，別々のルートで吸収されるからである（第3章参考）．マルトデキストリンは，グルコースが 3 〜 10 分子程度つながった少糖類であり，消化吸収速度や酸化速度はグルコースと変わらず，甘さが砂糖より控えめであることもあり，多くのスポーツ飲料に利用されている．

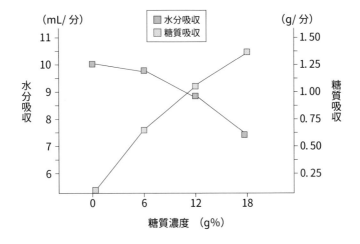

図8-7 水分の吸収におよぼす糖質濃度の影響（Timothy DN 他，1989）
糖質を含まない純水ならば 10 mL/ 分の速さで水分は吸収されるが，
糖質濃度が 6 %以上になると，水分の吸収速度は徐々に低下する．

3 電解質補給を兼ねた水分補給

ナトリウムは,体内の浸透圧を一定に保つ役割や,神経伝達を担う電気刺激を引き起こし筋肉の収縮や弛緩を引き起こす働きがあるため,生命維持に重要な電解質である.大量の発汗によりナトリウムの損失量が多くなり浸透圧のバランスがくずれると,塩分欠乏性脱水症を引き起こす可能性がある.細胞内液・外液の両方の水分バランスを整えるためには,水分に加えて電解質の摂取も不可欠である.

(1) 低ナトリウム血症

血清ナトリウム濃度が 135 mEq/L 以下になった場合,低ナトリウム血症という(表8-5).運動によって発症する低ナトリウム血症は,図8-3で説明したように多量の発汗と水など低浸透圧飲料の摂取が原因になることが多い.発汗量が多い場合や 2 時間以上運動を継続して行う場合は,ナトリウムを含む飲料を摂取すべきである.

表8-5 低ナトリウム血症の症状

血清ナトリウム濃度	症　状
130 mEq/L 以上	一般的には無症状
120 ～ 130 mEq/L	軽度の虚脱感や疲労感
110 ～ 120 mEq/L	精神錯乱,頭痛,悪心,食思不振
110 mEq/L 以下	痙攣,昏睡

血清ナトリウム基準値:135 ～ 145 mEq/L

(2) 筋肉のつり

筋肉のつりが引き起こされる詳細なメカニズムは明らかにされていないが,脱水やマグネシウムなどの電解質の不足などが関連するといわれている.暑熱環境に順応していない場合や,長時間の運動が続く場合,脱水とともに筋肉のつりを引き起こすことが多いためである.さらに汗を大量にかき,大量のナトリウムが失われる場合に筋肉のつりが多く引き起こされることも報告されている(Sawka MN 他,2007).必要な電解質を摂取するためには,それらを含む市販のスポーツ飲料などの利用が勧められる.

4▷ 運動時の水分摂取

1 摂取量の目安とタイミング

（1）運動前の水分補給

　体内の水分量が適切な状態で運動するためには，運動開始 4 時間前までに体重 1 kg 当たり 5 ～ 10 mL の水またはスポーツ飲料を摂取するべきである．あらかじめ摂取しておくことにより，余分な水分は尿中に排出し，水分状態を最適にすることができる（Thomas DT 他，2016）．尿が出ない場合や尿の色が非常に濃い場合は，さらにゆっくりと試合の 2 時間前まで水分摂取を続ける．食物中には多種類の電解質がバランスよく含まれていることから，規則正しい食事は水分バランスの調節に重要である．

（2）運動中の水分補給

　運動中の水分補給の目的は，基本的に体重の 2 ％以上の脱水や著しい電解質の損失によりパフォーマンスが低下することがないようにすることである．運動中の水分摂取の目安は 1 時間当たり 0.4 ～ 0.8 L であるが，それぞれの競技内容や個人により発汗量が異なるため，水分摂取計画は各々のアスリートに合わせて作成しなければならない．試合時の水分摂取計画は，当日に実行可能かどうか事前に実施し，計画を立てておくべきである．多量の発汗がある場合や 2 時間以上運動を継続する場合など，ナトリウムの顕著な損失が考えられる場合は，ナトリウムを含むスポーツ飲料などを利用し，必要な電解質を補給すべきである．また，糖質を飲料に加えることで，エネルギー源を運動中に補給することができる．1 時間以上の持続的な運動の場合は，糖質濃度が 6 ～ 8 ％程度の飲料の利用が推奨される．

　運動中に過剰な水分を摂取しても，体温調節機能の向上などのメリットは認められず，尿量が増加することから，控えた方がよい．そのため，運動中は失った水分以上の水を摂取することがないように，飲みすぎには気を付ける．

（3）運動後の水分補給

　運動後の水分摂取の目的は，運動中に失った水分を補給し，体水分バランス整えることである．ほとんどのアスリートは，運動に伴って失われた水分を運動中に補うことができないことから，運動後，積極的に水分摂取を行う必要がある．運動後休息時間が十分に取れる場合は，必要な水分をそのときに補給する．運動後も継続して尿や汗から水分を損失することから，水分バランスの回復には，運動中に失った体重減少量よりも多い水分（失った体重1kgに対して1.25〜1.5L）を摂取すべきである（Thomas DT 他, 2016）．水分摂取はもちろんのこと，ナトリウムやその他の電解質を含む食事やスポーツ飲料により，より早い回復が促される．

　アスリートにおける水分摂取は，熱中症を予防し，脱水状態によるパフォーマンスの低下を防ぐことを目的とする．さらに，電解質や糖質を含む飲料を摂取することで，電解質や水分バランスを整え，持久系パフォーマンスを維持することが可能となる．体水分の不足は，顕著にパフォーマンスに悪影響を及ぼす．適切な水分量，タイミングや糖質および電解質を含む水分摂取計画は，体水分状態を把握した上，個々の運動環境や運動の内容，発汗量，水分摂取の機会などを考慮し個別に計画を立てることが重要である．

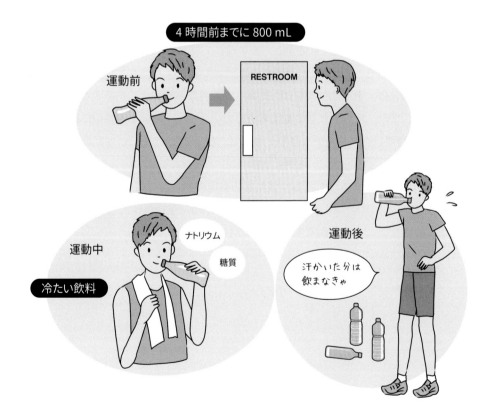

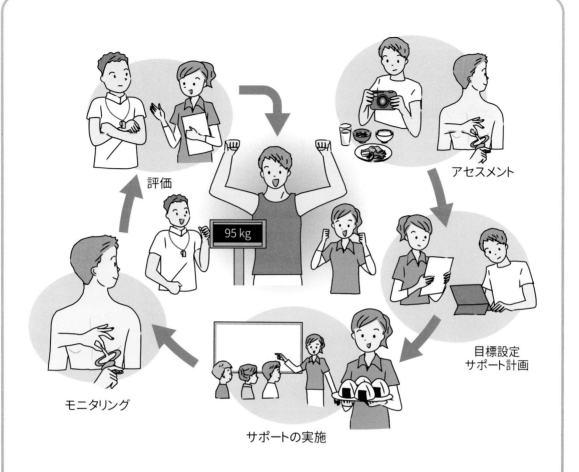

評価

アセスメント

95 kg

モニタリング

目標設定
サポート計画

サポートの実施

第 9 章

スポーツ栄養マネジメント
── 選手を知り，栄養でサポート ──

　体重を増やしたい，骨折を予防したい，パフォーマンスを向上させたいなどの要望を抱える選手を栄養面からサポートするにはどうしたらよいでしょうか．まずは選手の現状（例えば，体組成や食事の摂取量，運動量など）を詳しく知らねばなりません．そしてその結果に基づき，どのように食事をとるかなどを選手と相談しながら行動目標を立てます．選手自身が食の大切さを実感し，食行動を改善してくれるような栄養教育も必要ですね．このように選手のニーズに合わせて食に関わるさまざまなことを実施・管理するのがスポーツ栄養マネジメントです．

　この章では，栄養マネジメントが必要なアスリートのスクリーニングからアセスメント，栄養改善のための計画立案，そしてモニタリングや評価についてなど，その流れを学ぶことにします．まさにスポーツ栄養士の腕の見せどころです．

1 ▷ スポーツ栄養マネジメントとは

1 スポーツ栄養マネジメントの概要

　スポーツ栄養マネジメントとは，アスリートの目的に合わせて栄養補給や食生活など食に関わるさまざまなことについて管理することである．対象となるアスリートが，個人の場合もあればチーム（ここでは集団と呼ぶ）の場合もある．対象が集団の場合，まずはマネジメントが必要なアスリートを集団の中から抽出するスクリーニングから始まる．ついでマネジメント対象であるアスリートのさまざまな状況を把握し問題点を探るアセスメント，サポートの計画作成と実施，そしてそれを評価することが一連の流れとなる．対象者が集団であっても，アセスメント以降は，アスリート1人ひとりの状況に合わせたサポートの流れを計画することになる（図9-1）．

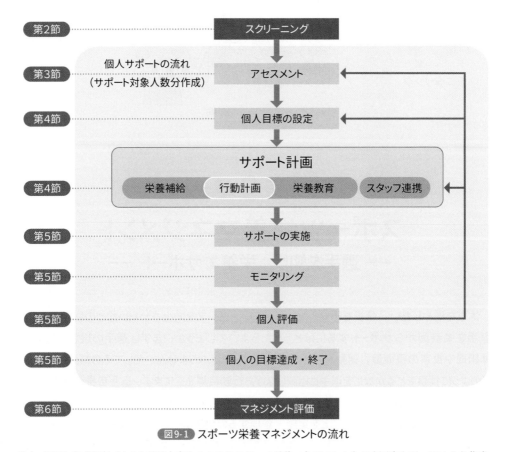

図9-1 スポーツ栄養マネジメントの流れ

鈴木 志保子 著「健康づくりと競技力向上のためのスポーツ栄養マネジメント」日本医療企画，2014 より作成

2 スポーツ栄養マネジメントの目的

　スポーツ栄養マネジメントでは，アスリートのニーズに合わせたさまざまな目的を達成するためにサポートすることになる．その目的は主に ① リスクマネジメント（例：疲労骨折や貧血の改善・回復など），② 健康の維持と疾病予防（例：熱中症予防やメタボリックシンドロームの予防など），③ 競技力の向上（例：増量・減量などの体づくりや試合期の食事管理）などである（鈴木志保子，2014）．① のリスクマネジメントには予防の目的は入らず，予防を含む目的は ② と ③ が該当する．目的が，② と ③ で重なる場合もある．栄養マネジメントの目的を明確に設定することで，その後の流れをスムーズに行うことができる．

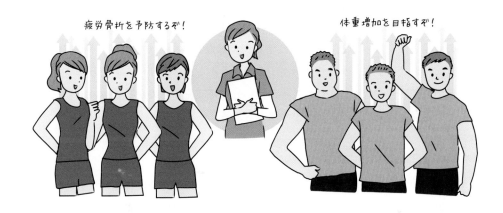

3 スポーツ栄養マネジメントの対象者

　競技を行うアスリートだけではなく，スポーツを趣味として楽しむ人や健康増進を目的として習慣的に運動を行う人なども対象者となる．

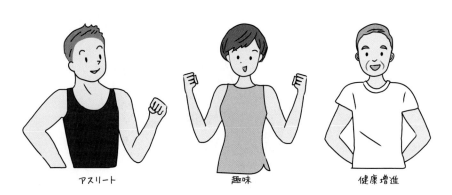

2 ▷ スクリーニング

1 スクリーニングとは

　スクリーニングとは，ふるい分けることであり，選抜，選別を意味する．アスリートのスポーツ上の目的において，栄養サポートが必要な一定の条件を持つものを抽出する．

2 スクリーニングの方法

　マネジメントの目的によってスクリーニングする方法は異なる．例えば，疲労骨折の予防を目的とした場合は過去に骨密度測定で低骨密度と診断された，もしくは疲労骨折の罹患歴があるアスリートがスクリーニングされる．チームスポーツの競技力向上を目的とした場合は，レギュラー選手のみとする場合もあれば，チームのアスリート全員がマネジメントの対象となる場合もある．また，増量や減量など体づくりが必要な選手の場合は，インタビュー形式によりスクリーニングする場合もある．スクリーニング方法は，できるだけ簡便で，侵襲性が低く，かつコストの低い方法で実施するのが好ましい．すでに個人が持っている調査結果に基づき選び出す場合もある．

3 スクリーニングの重要性

　スポーツ栄養マネジメントを行うべき対象者を正確に抽出しなければ，サポートしてもその効果は望めない．スクリーニングは，効率よくかつ効果的な栄養マネジメントを実施するために重要である．

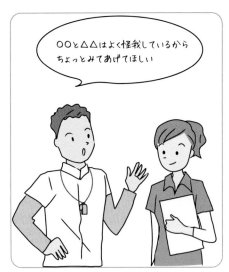

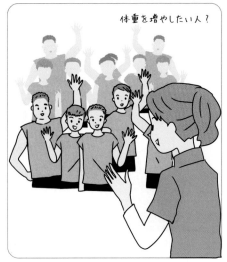

3▷ 栄養アセスメント

1 アセスメントとは

アセスメントとは，評価，判断といった意味を持つ．スポーツ栄養における栄養アセスメントとは，食事内容や身体組成，健康状態や生活状況など，個人の食事とそれをとりまく要因から優先課題を特定できるように調査を行うことである．

例えば，疲労骨折の予防を目的とし，これまでに骨折したことのあるアスリートをスクリーニングした場合，競技歴や罹患歴，トレーニング状況をまず把握する．そして食事や生活調査を行い，疲労骨折になりやすい要因が食事や生活習慣にあるのか，あるとするならば，それは意識の問題なのか，知識がないためか，もしくは経済的や環境的な問題であるのかなどを見つけ出さなければならない．血液検査などの生理・生化学検査を行った方がよい場合もある．このように，さまざまな角度からの調査が必要となり，時間も経費もかさむ場合があるが，必要なアセスメントを行うことでより適切なマネジメントを行うことができる．

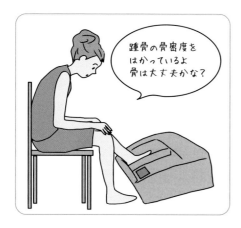
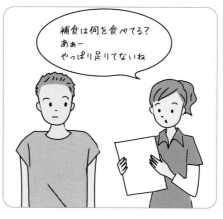

2 アセスメント項目

（1）食事調査（エネルギー・栄養素摂取量）

栄養マネジメントを行う上で大切なエネルギー摂取量や栄養素摂取量を，食事調査により知ることができる．また，食事調査を通して自身の食事を見直す機会となる教育効果もある．しかし調査法によっては，時間がかかるだけでなく大きな誤差を生む可能性がある．目的と対象者に合わせて食事調査を取り入れることを勧める（**表 9-1**）．方法別に見たそれぞれの特徴と長所・短所を**表 9-1**に示す．

表9-1 食事調査の方法と特徴

方 法	特 徴
食事記録法	・食べたものをその都度自分で記入する. ・摂取量は秤量か目安量を記入する. ・食品成分表を利用し栄養価計算を行う. ・他の調査法を評価するうえで基準となる調査方法であり，摂取量を評価できることが長所. ・対象者の負担が大きい. ・データ処理に時間がかかるため，大人数および長期間の調査は難しい.
24時間思い出し法	・調査日から遡って24時間以内の食事を，調査員が食品名，目安量，調理法などを問診する. ・食品成分表を利用し栄養価計算を行う. ・対象者の負担が少ないため，比較的多くの対象者からデータが得られる. ・対象者の記憶に依存するため，熟練した調査員が必要となる. ・1日分の調査では個人の習慣的な摂取量は推定しづらく，摂取量の正確性も高くない.
食物摂取頻度調査法	・過去，一定期間の食品および料理の習慣的な摂取頻度について，数十〜百数項目の調査票を用いて尋ねる. ・食事歴訪質問票には，食物摂取頻度調査法に加え，食行動，調理や調味などに関する質問も行う.
食事歴法質問票	・専門に開発された独自の成分表を利用し，栄養価計算を行う. ・簡便に調査を行え，データ処理に要する時間と量力が少ない. ・標準化に長けているが，摂取量は評価できない. ・結果は質問項目や選択肢，独自に開発された成分表に依存する.
生体指標	・血液，尿，毛髪などの整体資料を採取して，化学分析する. ・対象者の記憶や食品成分表に依存しない. ・体内で吸収される栄養素量について有用な調査法である. ・摂取量を測定するのではない. ・試料分析に手間と費用がかかる. ・試料採取時の条件や摂取量以外の要因の影響を受けやすい.

（日本栄養改善学会監修，食事調査マニュアル 2016 を参考に作成）

（2）身体活動量の調査（エネルギー消費量）

　身体活動量を評価することで1日のエネルギー消費量を推定できる．これは栄養補給量を決定する上で大切な情報である．身体活動量の測定方法を**表9-2**に示す．残念ながら多くの方法は，機器や設備を必要とすることから大学や研究機関でないと測定が難しい．実際のスポーツ現場では，除脂肪体重からエネルギー必要量を算出する方法を利用することが多い．

表9-2 エネルギー消費量の測定方法と特徴

方　法	特　徴
エネルギー代謝測定室 （ヒューマンカロリーメーターおよびメタボリックチャンバー）	・エネルギー代謝測定室は，机・トイレ・ベッドなどの生活空間が再現され，ガス濃度と流量などの測定が可能な小さな部屋である．そこに24時間以上滞在し，測定した酸素摂取量と二酸化炭素消費量を間接熱量測定の式に代入することにより総エネルギー消費量を推定する． ・測定精度が高い． ・室内の活動に限られるため，日常のエネルギー消費量とは異なる．
二重標識水法	・安定同位体の酸素（^{18}O）と重水素（^{2}H）で標識された水（二重標識水）を用いて測定する． ・飲水後一定期間採取した尿などの生体試料から二酸化炭素産生量を評価し，間接熱量測定の式と呼吸商などから総エネルギー消費量を推定する． ・測定精度が高く，活動に制約がないため，さまざまな対象者の日常のエネルギー消費量を推定できる． ・二重標識水が非常に高額であり，安定同位体の濃度を測定するためには特殊な機器が必要である．
心拍数法	・心拍数と酸素摂取量が相関関係にあることを利用し，心拍数からエネルギー消費量を推定する． ・事前に運動負荷試験を実施して個人の心拍数と酸素摂取量の関係式を導き出すことでより正確に個人のエネルギー消費量を推定できる． ・心拍数計を着用できる運動であれば，高強度の運動を行う場合も測定可能である． ・特に低強度の活動時にエネルギー消費量の誤差が発生しやすい． ・着用が難しいコンタクトスポーツや水中運動の測定はできない． ・分析に手間を要する．
加速度計法	・加速度計は，加速度を感知する小型の機器であり，それを一定期間腰などに装着し測定する． ・メーカーが加速度と代謝データに基づいて作成した独自のアルゴリズムを用いて，加速度からエネルギー消費量を推定する． ・小型の機器であるためさまざまなスポーツ中にも利用可能で，利便性が高い． ・過小評価の傾向がある． ・コンタクトスポーツおよび入浴や就寝の際には取り外さなければならない．
生活活動記録に基づく要因加算法	・生活活動調査に基づいて行動を記録し，活動毎のエネルギー消費量を積算することで，エネルギー消費量を推定する． ・さまざまな行動の単位時間当たりのエネルギー消費量は，METs（Metabolic Equivalents）の値で示され，METsの値と活動時間および体重から各活動のエネルギー消費量を求めることができる． ・特別な測定機器を必要としないため，幅広く利用でき，活動が制約されない． ・活動毎のエネルギー消費量を算出する作業は時間を要する． ・正確性は記録内容に左右される． ・活動記録は分刻みなどで記入を行うため，対象者の記入の手間がかかる． ・Metsの数値がデータベースにない活動がある．

（田中茂穂，2009）

① 除脂肪体重を利用した推定エネルギー必要量の算出方法

アスリートの推定エネルギー必要量は，次式を用いて推定することができる．

> 推定エネルギー必要量＝27.5〜28.5(kcal/kg 除脂肪体重／日)×除脂肪体重(kg)×身体活動レベル

一般成人のエネルギー必要量を推定する方法として，基礎代謝量に身体活動レベルを乗じて求める方法があるが，アスリートの場合もそれと同じ原理である．まず除脂肪組織のエネルギー代謝量の定数である 27.5〜28.5 に除脂肪体重（kg）を乗じることにより，アスリートの推定基礎代謝量を算出する．運動を行っていない一般成人は体重に基づき基礎代謝量を推定する方法を用いるのに対して，アスリートは除脂肪体重を利用して推定する．なぜならば，基礎代謝量の個人差は除脂肪量でほとんど説明がつき，アスリートは一般成人に比べ同じ体重でも筋量が多いからである．

身体活動レベルは，1 日のエネルギー消費量が基礎代謝量の何倍であるかを示した値である．アスリートの身体活動レベルは 2 以上と考えられ，実測値は 2.0〜2.6 の間に分布している（田口素子，2017）．種目カテゴリーや期分け（オフトレーニング期や通常練習期）の他に練習時間や運動強度を考慮して，身体活動レベルを決定することで，よりエネルギー必要量の正確性が増す（**表 9-3**）．しかしながら，算出されたエネルギー必要量はあくまでも推定値であるということを忘れてはいけない．実際はトレーニング状況や熟練度，エネルギー代謝の個人差によりエネルギー必要量は異なるため，食事管理の際には体重や体組成，体調などをモニタリングし，必要に応じて食事量を調整することが大切である．

表9-3 種目カテゴリー別の身体活動レベル

種目カテゴリー	期分け		種目（例）
	オフトレーニング期	通常練習期	
持久系	1.75	2.00〜3.00	陸上長距離，水泳，ボート
筋力・瞬発力系	1.75	2.00〜2.50	陸上短距離，柔道，体操
球技系	1.75	2.00〜2.50	サッカー，ラグビー，テニス
その他	1.50	1.75〜2.00	アーチェリー，陸上跳躍，水泳飛込

（田口素子，2017）

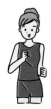

○ 除脂肪体重を利用した推定エネルギー必要量の算出

例：駅伝選手（女子）（体重 45 kg，体脂肪率 12 %）の場合

除脂肪体重（kg）＝ 45（kg）−〔45 kg × 12／100〕＝ 39.6

基礎代謝量（kcal／日）＝ 28.0（kcal/kg除脂肪体重／日）× 39.6（kg）＝ 1,109

エネルギー消費量（kcal／日）＝ 1,109（kcal）× 2.5（身体活動レベル）＝ 2,773

（3）身体計測

　身体計測では，身長，体重，体脂肪率，除脂肪体重や皮脂厚などを測定する（表9-4）．

表9-4 身体計測の方法と特徴

方　法	特　徴
二重X線吸収法（DXA法）	・二種類の異なる波長のX線を体に透過させることで身体成分（脂肪量と骨量）を計測する方法． ・骨密度測定のゴールドスタンダードであるが，身体組成測定のゴールドスタンダードでもある． ・短時間で正確に測定が可能である． ・全身の他に，頭部，四肢，体幹部にわけて評価が可能であり，四肢の除脂肪量は筋量の目安になる． ・機器は大きく高額である．微量だがX線の被ばくがある．医師や放射線技師などの有資格者でないと測定できない． ・測定時の姿勢を一定にしないと誤差が発生する．
空気置換法	・密閉チャンバーに人が入り，中の気圧の変化から体容積をもとめ，体重と体比重から身体組成を推定する方法（密度法）． ・測定機器はBODPOD（Lifemeasurement Inc. USA）のみである． ・機器は大きく高額である． ・被験者の慣れや験者の熟練により結果が左右される． ・温度や気流が安定した環境が必要． ・水着など体に密着した最低限の服を着用し，水泳帽をかぶり髪の中の空気をなくすなどの測定時の条件がある． ・上記の条件を満たせば，体脂肪率の測定誤差が低く正確な測定が可能である．
インピーダンス法	・単一もしくは複数の周波数が異なる微弱な電流を体に流す．除脂肪組織は体水分が多く（約73 %），脂肪組織は体水分が少ないという特徴を利用して電気の抵抗（インピーダンス）を測定し，体水分量を推定する． ・携帯できるものもあり，非侵襲的な方法で体脂肪率を簡単に測定できるため，スポーツ現場で利用しやすい． ・体水分量の変動により誤差が生じるため，飲食や飲酒後，多量の発汗後，激しい運動後などの測定は避ける．また午前と夕方では体水分の分布が変動することも誤差を発生させる要因となる． ・測定機器により，体脂肪率の推定アルゴリズムや電流の周波数が異なるため，体組成の変化をモニタリングする際は，同一の機器を用い，測定は起床後や食事の2時間後など，毎回同じタイミングで行うことを勧める．
キャリパー法（皮脂厚法）	・小さなキャリパーを用い皮下脂肪厚を測定する． ・使う機器はキャリパーのみであり，非侵襲的な方法であるため，スポーツ現場で利用しやすい． ・測定箇所がずれる，測定者が異なるなどの要因で誤差が出やすい． ・国際キンアンソロポメトリー推進学会（ISAK）は，皮下脂肪厚の測定法を標準化し，トレーニングのコースを設けている． ・正確に測定できれば，前後の比較や，同様の方法で測定された他のデータとの比較が可能． ・式を用いることで，体脂肪率を算出することもできるが，アスリートを対象として作られた式ではないため，推定誤差がでやすい．測定値をアスリートに利用する際は，全身の体脂肪率を評価するより，部位別に測定した皮脂厚の合計値や比率，バランスなどを評価項目として利用するとよい．

（4）競技歴，故障歴，問診

　競技に特徴的な疾患や身体組成の違い，競技レベルにより栄養教育の機会に違いがあるため，これまでに行ってきた競技やその活動年数，所属チームや競技成績を聞き取る.

　故障歴は，故障の種類，症状，時期，経過，原因に関しての情報を調査する. アンケート用紙を用いることが多いが，追加で聞き取る必要があれば面談時にインタビューするとよい.

　問診は，故障歴ではあがらない先天性の疾患やアレルギーなどの情報を得るために行う. その他，女性の場合は月経に関する調査も行う. 月経の状況は女性のコンディションを表す重要な指標である（第10章参照）.

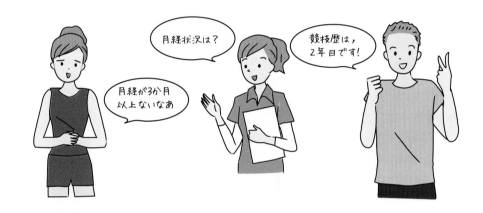

（5）生活調査

　食事内容や食習慣，体調や気分，トレーニング内容，排便回数，サプリメントの摂取，家族構成や生活している場所，睡眠時間，体温（女性は基礎体温）などスポーツを行う上で関連しているさまざまな生活情報をアンケートやインタビュー形式で調査する. 調査の項目は，マネジメントの目的に合わせ決定する. 生活調査の調査期間は，食事調査や体重および身体組成の調査期間と一致させることで，アスリートのエネルギー収支の状態や個人の生活をよりイメージしやすくなる.

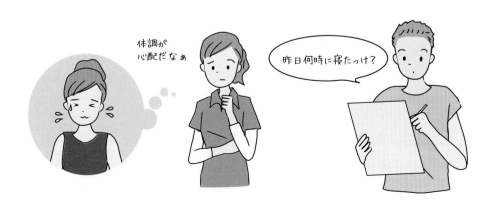

（6）生理・生化学検査

　血液や尿，唾液の検査から，臓器疾患の他に，貧血，栄養状態，疲労や免疫の状態など，アスリートの栄養マネジメントに関わる情報を得ることができる．アスリートに多い鉄欠乏性貧血の指標として，血色素（ヘモグロビン），赤血球数，血清鉄，トランスフェリン，鉄結合能，不飽和鉄結合能などが用いられる．動物性のたんぱく質の摂取が極端に低いと，総たんぱくやアルブミンが低値を示すことがある．また血液や尿，毛髪から，ビタミンやミネラルの摂取状況を推測することも可能であるが，検査が高価であることがデメリットとしてあげられる．

　増量は，体脂肪の蓄積から中性脂肪やLDL-コレステロールが高値を示すことや，インスリンが高値を示すインスリン抵抗性のリスクがある．IgAなどの免疫グロブリン類は，血液検査からも測定可能だが唾液からも測定でき，免疫の指標としてスポーツ現場での応用が注目されている．疲労やストレスを示す指標として，心拍数の上昇は自律神経活動の高まりを表す指標となるため，起床後安静時の心拍数を毎朝測定し，合宿中や鍛錬期などの疲労やストレス度合いの参考値として用いることができる．

　尿量や色からは，体水分の状態を推測する簡単で有益な情報が得られる．ただし，腎臓やその他の臓器の疾患がないことが前提である．簡易な尿試験紙法から，尿たんぱく，尿糖，尿ケトン体，尿潜血が検査できるが，解釈は簡単ではないため医師の判断を仰ぐ必要がある．

（7）体力などのパフォーマンス測定

　体力などのパフォーマンスを測定する方法としては，呼気ガス分析装置を使用し有酸素能力などを反映する最大酸素摂取量や，機器を利用した筋力・瞬発力・柔軟性などを評価する方法がある．体力テストやチームで定期的に行われているフィールドテストの結果を共有させてもらうことも可能である．パフォーマンステストは，アセスメントの目的によっては必ずしも必要なアセスメント項目ではない．またパフォーマンステストは測定時期や実施時の体調などさまざまな要因の影響を受けるため，実施のタイミングに配慮し，同じ条件や方法でテストを行うなど，注意して実施する必要がある．

4 ▷ サポートの計画づくり

1 サポートの目標設定

　集団を対象とするサポートの目標は，アセスメントの結果をふまえ，それぞれの集団の目的に合わせて設定する．サポートが長期にわたる場合は，短期目標，中期目標，長期目標と期間を短く区切って設定すると計画が立てやすくなる．例えば，集団の目的が疲労骨折の予防であれば，短期目標は「疲労骨折予防のスキルを身につける」，中期目標は「疲労骨折予防のための食事と生活を確立する」，長期目標は「疲労骨折予防のための食事と生活を習得・維持する」などとなる．

　次に，これらの目標に合わせて集団を構成するアスリート1人ひとりの目標を設定する．例えば，対象となるアスリートにとって適切なエネルギーや栄養素補給量，体重や体脂肪率などの具体的な数値を短期・中期・長期の目標として設定する．もし，集団のサポート目的が増量や減量であれば，アスリート個々人を対象に，いつまでに何キロ増量または減量するという目標を設定することになる．このような目標は，トレーニング計画や選手の日常生活，食事状況などを把握した上で，現実的でかつ達成可能な内容でなければならない．

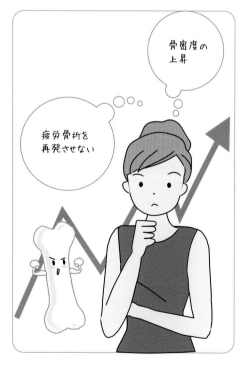

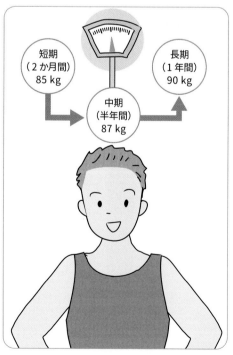

サポートする集団および個人の目標に合わせて「栄養補給，栄養教育，行動計画およびスタッフとの連携」を中心に計画を立てる（表9-5）．

表9-5 スポーツ栄養マネジメント計画の項目と具体的な内容

栄養補給計画	基準	エネルギーや栄養素の補給量の基準値を，食事摂取基準およびエビデンスに基づいたスポーツ栄養の各種ガイドラインを参考に決定する． 例：炭水化物は 7 〜 8 g/kg体重/日，たんぱく質は 1.5 〜 2 g/kg体重/日など．
栄養補給計画	個人量	個人のエネルギーと栄養素の補給量は，基準値をもとに個人の食事調査，身体組成，身体活動量などアセスメントの結果から具体的に設定する．また食品構成やタイミングなども考える． 例：エネルギー：3,500 〜 4,000 kcal（朝食 800 kcal，昼食 1,200 kcal，夕食 1,200 kcal，練習前の補食 300 kcal，練習後の補食 300 kcal）など．
栄養補給計画	サプリメント	必要に応じて，サプリメントの利用を検討する．その際，使用方法やメリット・デメリット，注意点などを教育したうえでアスリート自身が使用するか否かを決定する．
栄養教育計画	集団	いつ・どのような内容を教育するかを，短期・中期・長期目標に合わせ具体的に設定する． 例：増量を目的とした場合 短期：アセスメント結果や増量に関する栄養の基礎，具体的な食事のとり方を 3 回に分けて説明する． 中期：アスリート自身が自分の食事の摂取量を確認し，見直すための講習会を 1 回設ける． 長期：1年間の流れの中で食事をどのように自己管理すべきかを学ぶ講習会を 1 回設ける．
栄養教育計画	個人	個別の状況に合わせたアセスメント結果の解釈や食事のとり方を面談を介して教える． 例：講習会後，アセスメント結果の見直しと食事の提案を随時行う．
行動計画		栄養補給を実施するための行動計画を，アスリート自身が立てるのが好ましい． 例：朝食の欠食をなくす，運動後の補食でたんぱく質源となる食品を最低 1 つ食べる，外食時は副菜を一品追加する．
スタッフとの連携		監督，コーチ，トレーナー，マネージャ，医師，家族などとの具体的な連携内容とその方法を考える． 例：監督やコーチとチームの方針を確認する．コーチ，トレーナーやマネージャから，トレーニング内容やスケジュールを確認し，具体的な栄養サポートの内容を相談する．またアスリートの個人の状況なども教えてもらう．寮の管理栄養士や家族に，適切なエネルギーや栄養素摂取のため必要な支援を行う．チームドクターとアセスメント結果を共有し，必要な栄養サポートを考える．

第9章 スポーツ栄養マネジメント

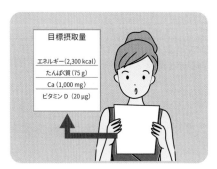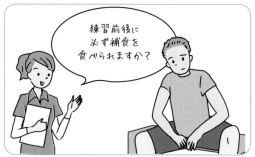

（1）栄養補給計画

　栄養補給計画は，マネジメント実施者であるスポーツ栄養士や管理栄養士が立案する．「何を・いつ・どのくらい・どのように」補給するのかを，具体的に計画することが大切である．栄養補給量はスポーツ栄養のガイドラインや食事摂取基準を参考に，対象となるアスリートの身体活動量やエネルギー・栄養素摂取量，身体組成，血液検査などを考慮し決定する．

　サプリメントの摂取には，食事だけでは足りない栄養素を補う目的の場合と，競技力向上を目的とする場合がある．いずれにしても使用の目的を明確にしたうえで，選手に必要な教育をし，選手自身が利用するか否かを決定するべきである．サプリメント利用を考えるケースについては第 12 章を参考にしてほしい．

（2）栄養教育計画

　栄養教育には，目標を達成させるために必要な知識や行動変容のきっかけとなる内容が必要である．すなわち，栄養教育の項目の中には，集団や個別に知識を培う項目に加え，行動変容を促す行動計画あるいは行動変容を促すために必要な面談（栄養カウンセリング）の計画も含まれるべきである．栄養教育の主な目的を以下に示す．

①　アセスメント結果の説明

　アセスメントの結果を理解することは，アスリートのサポートへの満足度が高まり行動変容につながりやすくなり，自己管理能力をつけるステップとして重要である．サポート中のモニタリングとして，最初のアセスメントと同様の測定を行う場合においても，測定の意義を丁寧に説明することで，やる気の維持などに役立つ．

②　栄養学の基礎と応用の教育

　食べるべきものを実践的に教育するだけでなく，なぜそれをそのタイミングで食べるべきなのかなど，栄養学の基礎が理解できていないと，状況や環境が異なったとき，食事の実践的スキルを臨機応変に適用させることができない．

栄養学の基礎教育は，いつどのような食事をしたらよいかを，選手自身が考え管理することができる自己管理能力アップに結びつく．

主な教育テーマとなる内容は，基礎から応用まで多岐にわたる．

アスリートの食事の基本，栄養素の役割，自己管理のスキル，増量や減量時の食事，試合時の食事サプリメントの利用，期分け（試合期や鍛錬期など）における食べ方水分補給など

そのため，アスリートの年齢や特性，費やせる時間などを考慮し，効果的な指導方法と指導内容を熟慮しなければならない．

（3）行動計画

アセスメント結果と栄養教育の知識やスキルを利用し，具体的な行動計画を立てる．例えば「エネルギー補給量を増やす」ことが目標であれば，行動計画は「朝食を欠食しない，練習前に補食をたべる」などとなり，行動計画の根拠が明らかになる．行動変容を促すためにも，行動計画は個々のアスリートとともに作成することが勧められる．栄養補給計画と同様に，いつ，どこで，どのくらい，どのように行動するか，詳細な計画を立てるほど，アスリートは実践しやすくなる．

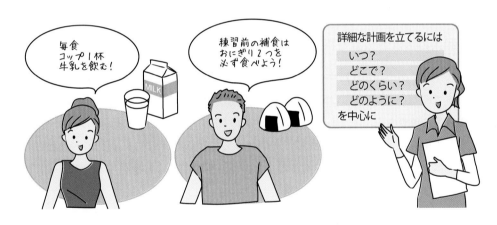

毎食コップ1杯牛乳を飲む！

練習前の補食はおにぎり2つを必ず食べよう！

詳細な計画を立てるには
いつ？
どこで？
どのくらい？
どのように？
を中心に

（4）スタッフとの連携

スタッフとの連携は，栄養サポートを包括的かつ効果的に実施していく上でとても大切である．スタッフとは，事務局長などのフロントスタッフや，監督，コーチ，トレーナー，医師，マネージャー，食事提供者である寮の栄養士や家族などである．スポーツ栄養士は，集団の方針やトレーニング内容の把握，アセスメント結果の共有，サポート実施のための相談などの際に，スタッフとコミュニケーションをとらなければならない．スムーズな連携をとるためには，信頼関係を構築することが必須である．スポーツ栄養士は，栄養マネジメント実施によって期待できる効果と，効果をあげるためにどのようなことが必要であるかをスタッフに丁寧に説明し，理解してもらわねばならない．

5 ▷ サポートの実施・モニタリング・個人評価

1 サポートの実施と確認

　サポートを行う際，計画通りに実施されているかという実行性を判断するだけでなく，対象者に計画通りの変化がみられるかを注意深く観察する必要がある．サポートが成功するか否かは，対象となるアスリートやスタッフとのコミュニケーションの量に左右されるといっても過言ではない．そのため，こまめに連絡をとったり，現場に顔を出すなどして（やりすぎにならないように注意），コミュニケーションの機会を多くしなければならない．

2 モニタリング

　モニタリングは，アセスメントで行った測定を，再度実施し，計画通りに目標が達成されているかの確認を行うステップである．測定を行う際は，最初にアセスメントした条件と同じ条件で実施しなければならない．測定項目数が多い場合は，目標が達成できているかどうか確認できる項目のみでも構わない．モニタリングの結果が計画通りでない場合は，サポート内容の見直しや変更が必要となる．

3 個人の目標達成度を評価

　モニタリングで得られたすべての結果に加え，パフォーマンステストや競技成績，さらにスタッフや対象となるアスリート自身の評価などから，アスリート個々人の目標達成度を総合的に判断する．すなわち，モニタリングで得られた結果とアセスメントで測定した結果とを比較し，サポート前後の違いを評価する．さらにサポート計画や行動計画の実施状況，トレーニング状況，メンタル面などの他，目標遂行に影響を与えた要因も調査し，達成の度合いに関する考察に利用する．

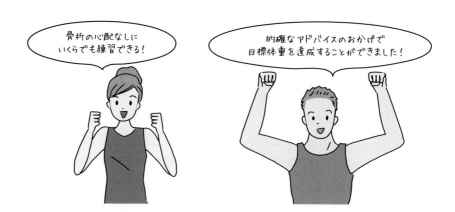

6▷ マネジメントの評価

マネジメントの評価は，実施した栄養マネジメントが目標を達成できたかどうかを判断するステップである．目標を達成できた場合は，計画した栄養マネジメントを終了することになる．もし目標を達成することができなかった場合は，モニタリングや評価の時点で見えた問題点から改善策を見つけ，計画を修正し，サポートを継続する可能性がある．

1 評価の方法

（1）集団の評価

集団の評価は，サポート前後のデータを比較し，個人目標の達成度合いで評価する．例えば，対象者が20人の集団で体重増加が目的であった場合，それぞれのアスリートが目標とする体重増加量は異なるにしても，個々人の目標の達成度合いを総括して，その栄養マネジメントが適切であったか否かを評価することになる．そのため，アセスメントを実施する前から，マネジメントの評価方法を考えておかなければならない．集団の評価に用いる指標は，できるだけ数値化できる客観的なものを用い，測定方法が一定で，入力方法や記録が一致することが求められる．食行動変容や知識などアンケートを用いて調査する場合は，「はい」「いいえ」の回答だけでなく，段階的に答えることができる回答方法にすると評価しやすい．

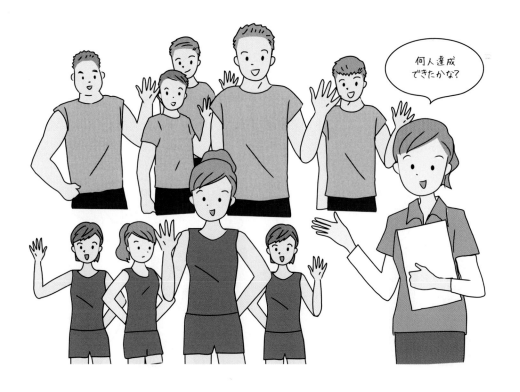

（2）システムの評価

　システムの評価とは，マネジメントの一連の流れを評価することを意味する．システムを評価するポイントとしては，① 仕組みや体制の評価と，② 手順や実施状況の評価がある．集団の成果に対して，計画の内容は適切であったか，集団の目的と状況に合わせて適切なサポートが行われたか慎重に見直す．さらに実施時期や時間，サポート人数，費用の妥当性も検討する．また連携している監督・コーチやその他のスタッフにマネジメントの評価をしてもらうとよい．

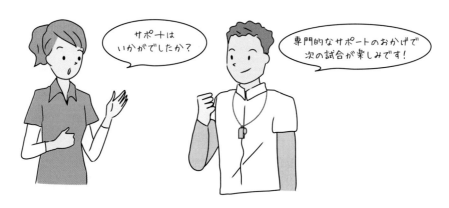

2 マネジメント評価の意義

　マネジメントの評価は，集団の中で個人の目標がどれだけ達成できたかを評価する以外に，マネジメントの流れやシステムの評価が含まれる．個人サポートの途中棄権の割合，食に関する意識変化や，サポートの満足度など，ネガティブなデータにもなりかねないような項目も評価を行い，しっかり目を向けることが大切である．スポーツ栄養マネジメントの終了時には，その都度評価をきちんと行うことで，より質の高いマネジメントにすることができる．マネジメントの評価を行うことは，スポーツ栄養士の仕事の意義や成果につながるため，とても大切なことである．

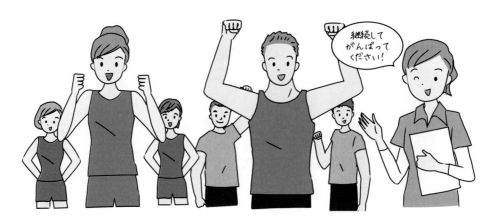

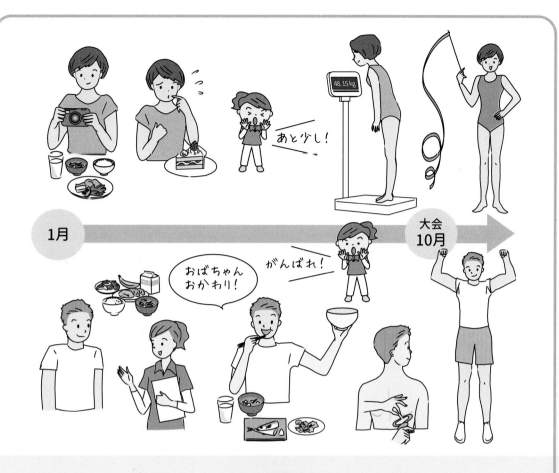

第 10 章
アスリートとウェイトコントロール
── とても難しい適切な減量と増量 ──

　減量は，筋量を変えずに体脂肪を減らす．増量は，体脂肪ではなく筋量を増やす．基本は消費エネルギー量と摂取エネルギー量のバランスですが，難しいですよね．

　正常な生体機能を維持するために必要なエネルギーを，エネルギーアベイラビリティ（EA)と呼びます．減量などによるEA不足では，月経不順や骨密度低下をはじめ内分泌，免疫，成長などに関するさまざまな不調を引き起こし，パフォーマンスに悪影響をきたしてしまいます．一方，増量を行う必要がある体格の大きさを求められる大型アスリートでは，体脂肪の過剰蓄積から引き起こされる健康被害が心配されます．

　減量や増量，ともにうまくおこなうポイントは，時間をかけることです．時間はかかりますが，急激な体重変化に伴うリスクを回避でき，パフォーマンス向上につながる理想的な体づくりへの近道となります．

　この章では，ウェイトコントロールの大切さやその方法を学びます．

1▷ アスリートとウェイトコントロール

　体重や体組成は，コンディションやパフォーマンスに関わるため，ウェイトコントロールは多くのアスリートが頻繁に行うものである．しかし，理想的な体づくりはなかなか容易ではない．誤った危険な方法で行うと，パフォーマンスの低下のみならず肉体的精神的な健康を損ない，命の危険にまでおよぶことがある．そのため，アスリートの減量や増量のための食事計画づくりは，公認スポーツ栄養士などアスリートの栄養に関する知識が豊富な専門家に相談することが勧められる．

　ウェイトコントロールの基本は，エネルギーバランスで考える．摂取エネルギー量と消費エネルギー量が同じであれば，体重は維持される．減量したければ，摂取エネルギー量よりも消費エネルギー量を多くする必要があり，増量の場合は摂取エネルギー量を消費エネルギー量より増やす必要がある．（方法は，本章 3 ウェイトコントロールの方法を参照）．

　ウェイトコントロールに欠かせないもののひとつが，身体組成の測定である．体重と体脂肪率を正確に測定することで，体脂肪量と徐脂肪量の変化を把握することができる．徐脂肪量は，「体重－体脂肪量」から求めることができ，脂肪以外の成分（筋肉・水分・骨，内臓など）の重さである．そのため，徐脂肪量の増減はおおよそ筋量の増減と考えることができる．体組成の測定はいくつか方法があるが，アスリート個人に適した方法を選択するとよい（第 9 章身体計測の方法と特徴の表を参照）．体脂肪率の値はそのまま使うのではなく，体脂肪量と徐脂肪量といった重量 kg に計算したうえでグラフ化すると変化を理解しやすくなる．測定方法や機器，測定のタイミングや服装を同じにするなどの配慮も必要である．忌み嫌われがちな体脂肪だが，脂肪細胞はホルモンなどの物質を作り出す役割をもつ．またエネルギー源の貯蔵や体温を保つ働きなどがあり，体の機能を正常に保つために必要なものであることから，男性は 5 ％，女性は 12 ％を下回らないことが大切である（Mountjoy M 他，2014）．

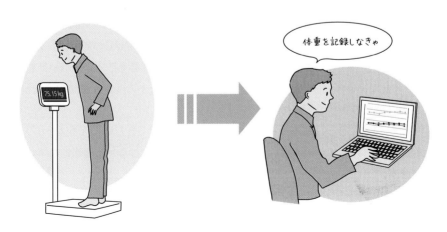

2▷ ウェイトコントロールに関連する問題

1 減量に伴う問題

(1) エネルギーアベイラビリティとは

　エネルギーアベイラビリティは，エネルギー摂取量から運動エネルギー消費量を差し引き，その値を除脂肪体重で除して算出する（図10-1）．健康的な成人においては，1日に除脂肪体重 1 kg 当たり 45 kcal 以上のエネルギーアベイラビリティがあれば体の機能を正常に維持するためのエネルギーバランスが保たれると考えられている（Mountjoy M 他，2014）．エネルギー摂取不足の多くは，過度な減量や摂食障害などの食行動の異常によって引き起こされるケースが多いが，その他にも過度な運動により引き起こされるケースがある．

　低エネルギーアベイラビリティの状態が長期間続くと，身体はエネルギー消費量を全体的に抑えるために，ホルモンの合成や分泌，代謝などのさまざまな身体的機能が低下する．

体重 45 kg, 体脂肪率 13 %, 除脂肪体重 39 kg, エネルギー摂取量 2,100 kcal, 運動時エネルギー消費量 1,000 kcal の女子陸上長距離選手を例にあげると

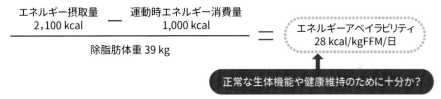

図10-1 エネルギーアベイラビリティ計算式

(2) 相対的エネルギー不足（欠乏症）とは

　国際オリンピック連盟は，女性選手に多くみられる摂食障害，月経異常，低骨密度を，女性選手における三主徴とした．その後，アメリカスポーツ医学会は，三主徴を ① エネルギーアベイラビリティ（Energy availability）の低下（正常な生体機能を維持するために必要なエネルギー量の不足），② 月経異常，③ 骨密度の低下とし，エネルギー不足からそれぞれの症状が相互に影響し合い，徐々に悪化することを強調した．

　数多くの科学的エビデンスと臨床経験より，三主徴の主たる原因は，恒常性の維持や日常の身体活動，成長とスポーツ活動などに必要なエネルギー量を摂取していない状態，すなわち低エネルギーアベイラビリティ状態が深く関わっていることがわかってきた．そしてこの低エネルギーアベイラビリティは，月経異常，骨密度の低下にとどまらず，基礎代謝や免疫機能，たんぱく質合成，心血管やメンタルヘルスなどにも悪影響を及ぼすことが明らかになってきた．

エネルギー必要量に対してエネルギー摂取量が不足している状態がこれらの症状を引き起こすことから，近年，女性選手の三主徴に代わり，これら諸症状をスポーツにおける**相対的エネルギー不足**（欠乏症）（Relative Energy Deficiency in Sport：RED-S）と呼んでいる（Mountjoy M 他，2014）.

長期的な相対的エネルギー不足は女性の三主徴に加え，内分泌，免疫，血液，循環器や成長などに悪影響をおよぼす可能性がある（**図 10-2**）（Mountjoy, M. 他，2014）．心理的ストレスやうつなどは，相対的エネルギー不足を引き起こす要因であると同時に，エネルギー不足の結果として引き起こされる症状でもあり，悪循環に陥る危険性がある.

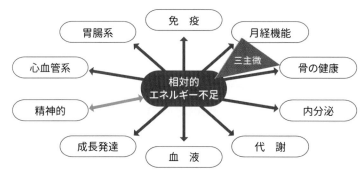

図10-2 長期的な相対的エネルギー不足がおよぼす健康への影響

相対的エネルギー不足は，糖質の利用効率や体脂肪の分解，成長ホルモンの分泌を低下させパフォーマンスを低下させる．また，ウイルス性疾患やけがが起こりやすくなることから，トレーニング効果にも直接的に影響を与えることになる（**図 10-3**）．最近の報告では，相対的エネルギー不足は女性選手だけの問題ではなく，男性選手においても避けられない問題であることも示された.

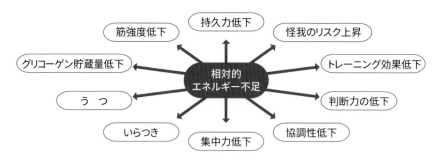

図10-3 相対的エネルギー不足が有酸素的および無酸素的パフォーマンスに与える影響

（Mountjoy M 他，2014）

（3）相対的エネルギー不足がアスリートの健康とパフォーマンスに与える影響

① 食行動の異常

相対的エネルギー不足の影響もしくは要因ともなる摂食障害や食行動異常の発生頻度は，男性より女性の方が高い．また，ノルウェー女性トップアスリートの 20 ％に摂食障害が認められたのに対して，一般人では 9 ％にとどまっている（Sundgot-Borgen J 他 2004）．国内の大学女性選手を対象にした調査においても，類似した結果が得られている（Okano G 他，2005）．その理由として，文化，家族などの社会的要因や遺伝などに加え，パフォーマンス向上を目的とした過度な減量，選手特有の性格，減量へのプレッシャー，早い年齢からの過激なトレーニング，不適切なコーチング指導や怪我など，選手特有の要因があげられる．競技別にみると，審美性競技（42 ％），階級制競技（30 ％），持久系競技（24 ％）で多く，男子選手も全体の 8 ％に摂食障害がみられ重量系競技，階級制競技で多いことがわかる（**図 10-4**）.

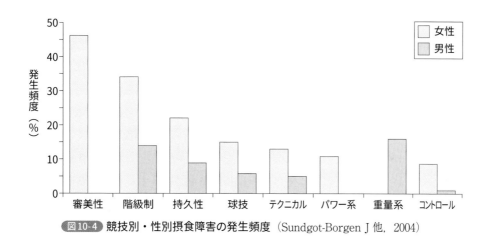

図10-4 競技別・性別摂食障害の発生頻度（Sundgot-Borgen J 他，2004）

② 月経異常

正常な月経は，月経周期が 21 日から 35 日以内であるが，18 歳を迎えても月経が一度もない場合や 3 か月以上月経がない場合を「無月経」，そして月経周期が 45 日より長い場合を「稀発月経」と呼ぶ．これらの月経異常も審美性競技や持久系競技に多くみられ，**図 10-5** に示すように国内でも大学女性選手（中長距離・新体操・体操競技）の約半数に月経異常が認められる（能瀬 他，2014）．ホルモン分泌の異常，体脂肪量の減少，運動ストレスなどが月経異常を誘発する原因であることは知られているが，著しいエネルギーアベイラビリティの低下は，視床下部における性腺刺激ホルモン放出ホルモンの分泌障害をきたし，月経障害をきたすことが分かってきた（Mountjoy M 他，2014）.

これを視床下部性無月経と呼び，女性選手の無月経はほとんどこのタイプである．月経は，摂取エネルギー不足による急激な体脂肪量減少，すなわち体内のエネルギー状態や，不安あるいは自己肯定感など，感情や心理の影響も受けるとされている．

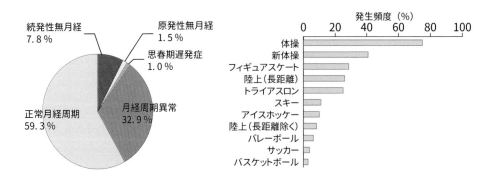

図10-5 女性アスリートの月経異常と競技種目 (能瀬 他, 2014)

③ 骨密度の低下

　相対的エネルギー不足は骨の健康にも大きく影響する. 女性選手の骨密度の低下は, エネルギー摂取不足によりエストロゲン分泌量が低下し, 骨密度が低下すると考えられていた. しかし近年の研究により, 低エネルギーアベイラビリティは, 骨形成を促進するさまざまな因子にも影響をおよぼすことが分かってきた. いい換えるならば, エネルギーの摂取不足そのものが, 骨の健康に悪影響を及ぼしているのである.

　骨量のピーク (peak born mass) は, 女性で 19 歳, 男性で 20.5 歳ごろといわれ, 若いアスリートにおける骨量の低下は, その後治療を行っても回復できなくなってしまう場合もある. また, 骨密度の低下は疲労骨折を起こしやすく, 一度疲労骨折を起こすと再発もしやすく, 骨折箇所によっては回復に長期間を必要とすることから選手生命をも脅かす事態となりかねない.

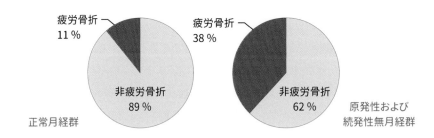

図10-6 女性アスリートの月経異常と疲労骨折 (能瀬 他, 2014)

（4）予防・対応策

① 相対的エネルギー不足を見極める

相対的エネルギー不足の早期発見は，パフォーマンス向上や健康被害を予防するためにも必要不可欠である．相対的エネルギー不足の状態か否かを，定期健康診断に組み込むことが理想であるが，それが難しければ相対的エネルギー不足の徴候が認められた場合に対応を行うべきである（表10-1）．

国際オリンピック委員会は，相対的エネルギー不足（欠乏症）の早期発見と速やかな対処を行う基準や仕組み作りを推奨している．医師，心療内科医や精神科医，スポーツ栄養士などが連携をとり，定期的に健康診断，問診，食事に関する調査を行い，問題がある選手には，専門家の治療を受けてもらう．症状の度合いや治療方針に従わないなどの改善が認められない場合は，試合への出場や練習への参加を認めないルール作りも大切であるとしている（表10-2）．

表10-1 相対的エネルギー不足か否かを見極める目安とその方法

目　安	診断方法
食行動異常・摂食障害	摂食障害に関する調査票（スクリーニングテストとして早期発見に有用）
月経異常	初経の年齢，月経の周期性，薬の利用や家族の月経歴
正常な成長や発育の遅延	身体組成，成長や思春期の発達段階，無月経の二次的要因
血液成分の異常	ヘモグロビン，アルブミン，各種性ホルモン，甲状腺ホルモンなどの検査

(Mountjoy M 他，2014)

表10-2 相対的エネルギー不足の評価基準 (Mountjoy M 他，2014 より一部改編)

安全と思われる状態 （競技に参加してよい）	注意すべき状態[1] （競技の参加には注意が必要）	危険な状態[2] （競技に参加してはいけない）
・適切なEAが確保された健康的な食生活 ・正常なホルモン分泌，代謝機能 ・競技内容や年齢，人種に合った健康的な骨密度 ・健康的な骨格筋機能	・長期にわたる異常な低体脂肪率 ・過度な減量（1か月で5〜10％） ・思春期にある選手の成長の遅れ ・6か月以上の視床下部性無月経 ・初経が16歳以上 ・骨密度の低下（Zスコア＜-1 SD） ・ホルモン性月経異常や低EAに起因する疲労骨折を1回以上経験 ・低EAや摂食障害による身体的・精神的疾患 ・長期におよぶ相対的エネルギー不足 ・チームメイトに悪影響をおよぼす異常な摂食行動 ・治療対策による進展がみられない	・拒食症などの摂食障害 ・低EAに起因する深刻な身体的，精神的な疾病 ・血行動態を不安定にさせる脱水や命にかかわる症状を引き起こすような過激な減量の実施

EA：エネルギーアベイラビリティ
1）注意すべき状態の選手：治療計画に従っていれば競技継続は可能であるが，引き続き1〜3か月おきに再評価を行うこと．
2）危険な状態の選手：症状の深刻度から競技の継続はさらに現状を悪化させることになるため，医師の許可がでるまでトレーニングや試合の参加を認めないことを推奨する．

　摂食障害などが原因で相対的エネルギー不足（欠乏症）に陥る選手の多くは，心理的な要因を抱えていることが多い．そのような選手に対しては，アスリートの摂食障害などの知識を有するメンタルヘルスの専門家によって治療が行われるべきである．また選手のみならずコーチやスタッフ，家族などに対して，相対的エネルギー不足（欠乏症）の危険性と原因やその対処法などの教育を広く行い，特にジュニア期から知識や危機感を持ってもらうことも将来の予防のために非常に大切である．

② エネルギー摂取量を増加させる

　相対的エネルギー不足が疑われた場合，エネルギー摂取量を 1 日 300 〜 600 kcal 増加させる食事計画を立てる（Mountjoy M 他, 2014）．栄養士は，教育機会を設けエネルギー摂取の重要性を理解してもらうと同時に，ストレスのない食事ストラテジーを選手とともに考える．月経異常が認められる場合は，肝グリコーゲンの回復と黄体ホルモンの分泌を促すために，適切な量の糖質とたんぱく質を摂取させることが推奨されている．正常月経を回復するための最も強い因子は体重増加であるといわれている（Arends JC 他 2012）．

③ 骨密度低下の予防と対応

　低エネルギーアベイラビリティの状態が 6 か月以上継続している，あるいは食行動の異常や摂食障害，無月経が疑われる選手には，二重エネルギー X 線吸収法（DXA 法）で腰椎や全身の骨密度測定を行うべきである．骨密度の Z スコア（同年齢の平均骨密度の値を 0 として，標準偏差を指標として規定した値）が標準偏差より低い選手は骨密度の低下がみられ注意が必要である．

　骨密度の測定は成人であれば 1 年に 1 回，青年期の選手であれば半年に 1 回は定期的に行うことが推奨される（Mountjoy M 他, 2014）．骨密度が低下している場合は，エネルギー摂取量の増加だけでは治療として不十分である．骨梁骨や皮質骨などの完全な回復には，エネルギー摂取量を増加させるとともに，低下しているエストロゲンの分泌量を回復させるような治療も行わなければならない．カルシウム摂取量は，食事やサプリメントから 1 日当たり 1,500 mg を目標とし，また摂取カルシウムの吸収を促進することから，ビタミン D も合わせ摂取することが推奨されている（Mountjoy M 他, 2014）．

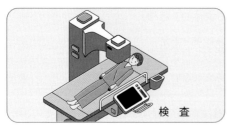
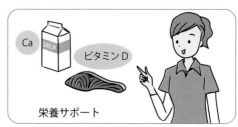

図10-7 骨密度低下の予防と対応

2 増量に伴う問題

（1）重量級選手の特徴

　ウェイトコントロールによる健康被害は，減量によるものだけとは限らない．筋力やパワーを要する競技は，体重や筋量がパフォーマンスに直接影響を及ぼすことから，増量を意図的に試みるアスリートも多い．ラグビー，柔道，アメリカンフットボール，ウェイトリフティング，投てき選手など，重量級の選手が例としてあげられる．国内のエリート選手の中で特に体重の多い柔道やウェイトリフティングの選手では体重が100 kg以上となり，体脂肪率は20 %を超えることが多い．一般的に，男性エリート選手の体脂肪率は10〜15 %が多いことから，重量級選手の体脂肪率は，他のスポーツと比べて高いことが分かる．また，ナショナルチームで活躍するラグビーのエリート選手と比較して，1部リーグから2部リーグへと競技レベルが下がるにつれて，体脂肪率が高くなることが報告されており，競技レベルによっても体脂肪率に違いがあることが分かる（**図10-8**）．

　除脂肪体重（筋量）の増加を目指す増量においては，筋肥大の刺激となるレジスタンストレーニングと正のエネルギーバランスは欠くことのできない要素である．筋量の増加は容易ではなく，やり方を誤ると体脂肪量を過剰に蓄積させてしまうことになる．脂肪量の過剰蓄積は，現役・引退後に関わらず，さまざまな健康障害を発生させるリスクを高める．

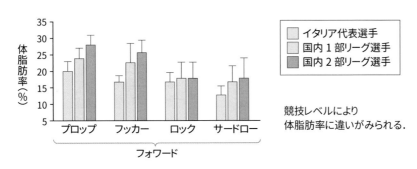

競技レベルにより
体脂肪率に違いがみられる．

図10-8 競技レベルが異なるラグビー選手の体脂肪率（Fontana FY 他, 2015）

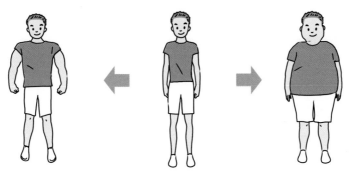

図10-9 増量の仕方で大型選手にも肥満者にもなる

（2）体脂肪量蓄積による健康とパフォーマンスにおよぼす影響

　増量時は，意図しなくてもある程度の脂肪量の増加は免れない．レジスタンストレーニングなどの適切な運動と，それに見合ったエネルギーや各栄養素を摂取していないと，増加した体重の半分以上を脂肪が占めるケースも珍しくない．そのような増量を継続すると蓄積された体脂肪によりさまざまな健康障害が発生し，おのずとパフォーマンスも低下してしまう．

　同程度の体重の重量級アメリカンフットボール選手を，内臓脂肪量の蓄積が多い群（腹囲の横断脂肪面積：84 ± 24 cm^2）と少ない群（48 ± 3 cm^2）に分け，糖負荷後のインスリン分泌量を比較したところ，内臓脂肪量の高い群は低い群より 2 倍近くインスリンを多く分泌していることが分かった（図 10-10）．

　インスリン抵抗性が生じると，一定量の糖質を摂取してもインスリンが過剰に分泌され，脂肪が蓄積されやすくなるという悪循環に陥る．慢性的なインスリン抵抗性は，脂質異常症や高血圧症などのメタボリックシンドロームのリスクを高めてしまう．事実，アメリカンフットボール選手において，プロレベルや大学 1 部リーグで活躍するラインポジションの選手の多くは，インスリン抵抗性やメタボリックシンドローム状態であることが報告されており，重量級選手は体脂肪量の過剰蓄積によりさまざまな健康リスクが高まることがわかる（Buell JL 他，2008，Borchers JR 他，2009）．

　また脂肪の蓄積は熱を体の外へ逃げにくくするため，暑い時期での運動では体温が上がりやすく，さまざまなパフォーマンスに悪影響をおよぼす（第 8 章参照）．また熱中症になる可能性も高まる．

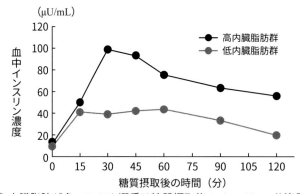

図10-10 内臓脂肪が多いアメフト選手は糖質摂取後のインスリンの分泌量が多い

（3）予防・対応策

①　適切な食事計画を個別にたてる

　理想的な体づくりには，栄養アセスメントに基づく適切な食事計画と増量中のモニタリングが必須となる．普段の栄養摂取量を食事調査などで把握し，必要な栄養素やエネルギーが摂取できるよう個々のアスリートの生活環境やスケジュール，食習慣に合わせ，実現可能な食事計画を本人とともに考えることが望ましい．

② 身体組成を指標にした増量の評価

　身体組成は，脂肪量と除脂肪体重の増減量を直接評価することができる指標である．体脂肪率を測定する生体インピーダンス法や皮脂厚法は，測定機器が安価で簡便に測定できるため，日々の変化をとらえるためには有効なツールとなる．しかし，生体インピーダンス法は体水分量による影響を受けやすいため，測定は起床排尿後など決まった時刻に同じ状態で測定することが望まれる．

③ 血液生化学検査で健康チェック

　血液生化学検査は，客観的に健康状態をチェックできる有効なツールである．代謝疾患など健康リスクの高い重量級選手のスクリーニング，誤った増量方法による健康被害などを早期に発見し，深刻な事態に至るのを回避することができる．そのため，少なくとも1年に1回，定期的に検査することが強く勧められる．推奨される基本的な検査項目としては，中性脂肪濃度と血中コレステロールなどの脂質代謝，血糖値やインスリンなどの糖代謝機能，脂肪肝に関連する肝機能などの項目があげられる．

表10-3 アスリートの身体組成

競　技		男　性			女　性		
		身長 (cm)	体重 (kg)	体脂肪率 (%)	身長 (cm)	体重 (kg)	体脂肪率 (%)
ウェイトリフティング	軽量級	162.3	65.0	8.4	150.3	52.1	13.4
	中量級	171.0	85.7	13.8	158.2	64.2	18.8
	重量級	178.2	119.4	24.3	160.7	85.6	27.8
サッカー		177.9	72.3	9.5	163.4	56.5	16.2
柔道	軽量級	167.4	70.9	7.3	156.8	56.2	14.5
	中量級	176.3	88.0	12.0	165.6	70.0	17.6
	重量級	181.6	114.2	21.9	169.0	93.5	27.1
体操競技		165.1	60.2	5.9	152.1	44.7	13.6
テニス		174.7	69.5	10.7	162.2	56.5	17.8
トライアスロン		172.4	64.6	12.7	159.6	52.2	17.4
バスケットボール		190.6	87.2	11.7	174.7	67.0	17.4
バレーボール		189.1	82.4	11.1	174.9	66.5	17.6
ラグビー	フォワード	184.3	105.0	18.4	167.4	68.8	19.7
	バックス	176.9	84.1	12.3	163.0	59.9	17.1
陸上競技	短距離	175.3	67.7	8.0	162.5	53.6	12.0
	長距離	171.4	57.1	9.2	158.7	45.2	12.1
	投てき	182.7	100.0	16.2	167.0	73.9	19.0
スピードスケート		172.2	70.9	12.1	161.8	58.7	18.3
フィギュアスケート		169.3	62.0	9.6	159.1	51.2	15.7

19歳以上の日本代表選手もしくは日本代表候補の強化指定選手等の測定値．
体脂肪率はBODPODで測定．ラグビーは男性15人制，女性7人制のデータを用いた．
（独立行政法人日本スポーツ振興センター他，2021）

第10章 ウェイトコントロールと食事

3 ▷ ウェイトコントロールの方法

減量も増量も時間をかけて行うことが，成功のポイント．減量に関しては，1 週間に体重の 1 ％未満の減量を目標にする．

1 減量の方法

ポイント 1：1 日当たりのエネルギー制限量は 250 〜 500 kcal までとする

減量のために必要不可欠なのが，摂取と消費のエネルギーバランスを負の状態にすることである．減量の目標に合わせて，各々のエネルギー必要量から 1 日約 250 〜 500 kcal 制限する．負のエネルギー状態にするうえで重要となるのは，エネルギー産生栄養素である糖質，脂質，たんぱく質の摂取割合をどのようにすれば，“質の高い減量”（除脂肪体重を減少させずに体脂肪量を減少させる）ができるか，ということである．

ポイント 2：糖質の摂取量を制限し，インスリン分泌量を抑制する

現在多く用いられている減量方法は，たんぱく質のエネルギー摂取比率を 20 ％程度とし，脂質のエネルギー摂取比率を 25 ％程度に抑え，糖質のエネルギー摂取比率を 50 〜 55 ％程度とする方法である．たんぱく質摂取量は維持もしくは増加させ，糖質と脂質を制限する方法である．特に糖質摂取量を減らすことは，体脂肪量の減少を促すためには欠かせないことが分かってきた．その理由として，糖質の摂取量を減らすことにより血糖値の上昇とインスリンの分泌量を抑えることが関係していると考えられている．インスリンの主なはたらきは，骨格筋への血糖貯蔵の促進，体脂肪の分解抑制，中性脂肪の合成や貯蔵促進である．インスリンがより多く分泌されると，体脂肪量が増えやすくなってしまうため，インスリンの分泌量をできるだけ抑える必要がある．

しかし減量時に，糖質をどの程度制限するかは，各選手の競技の特徴と減量の目的に合わせて適宜決めなければならない．例えば持久系選手には，筋グリコーゲンの素早い回復と貯蔵量を十分に確保するため高糖質食が推奨されている．どの程度糖質を制限するかは，糖質の制限によりどの程度パフォーマンスに影響が出るかを配慮しながら設定する必要がある．たとえ減量中であっても，トレーニングを行っている場合は 1 日に 5 g/kg 体重の糖質は摂取することが推奨されている（Manore MM, 2002）．

ポイント 3：インスリン分泌量を抑制する目的で，グリセミック指数の低い食品を摂取する

インスリン分泌量を抑制させることを目的として，グリセミック指数（GI 値）の低い食品を選ぶという方法が効果的である．グリセミック指数とは，血糖値の上昇度合いを示す指数であり，食物繊維が多く含まれる食品である（**第 3 章表 3-7 参照**）．グリセミック指数の低い食品を摂取することにより，血糖値の上昇とインスリンの分泌量が抑制され，結果的に同じエネルギー量の糖質を摂取しても太りにくい（体脂肪の合成抑制）効果が期待できる．

ポイント 4：たんぱく質摂取量は必要に応じて増やす（1.6 ～ 2.4 g/kg 体重 / 日）

　また，糖質と脂質の摂取量をある程度制限するかわりに，たんぱく質の摂取量を増やすという減量方法もある．通常のたんぱく質摂取量（第 5 章参照）を上回る量（1.6 ～ 2.4 g/kg 体重 / 日）を摂取することにより，負のエネルギー状態であっても筋量を維持し，体内のさまざまな代謝機能を保ちつつ，体脂肪量の減少を促すことができる（Hector AJ, Phillips SM, 2018）．さらに，たんぱく質は満腹感をもたらすため，多く摂取することで，低糖質食の難点である空腹感を抑えることができ，結果としてリバウンドを防ぐメリットもある．

ポイント 5：ビタミンやミネラルの摂取不足に注意

　減量時にはエネルギー摂取量を減らす，すなわち全体的な食事摂取量を減らすことからビタミンやミネラルの摂取不足になりやすくなる．コンディションを整えるだけでなく，三大栄養素がエネルギー源としてきちんと利用され，必要以上に体脂肪として貯蔵されないようにするためには，補酵素となるビタミン B 群や亜鉛，マグネシウムなどの摂取は重要である．さらに，貧血や骨折などのリスクが高い選手は，鉄やカルシウム，ビタミン D などの摂取も欠かせない．必要な栄養素の摂取が食事からではどうしても難しいようであれば，一時的なサプリメントの使用も検討するとよい．

ポイント 6：1 日 3 食を必ず摂る．できれば運動前後に補食の摂取を．
減量は時間をかけてゆっくりと（1 週間に体重の 1 ％未満）

　食事の頻度に関しては，必ず 3 食の食事と運動前後に補食を摂るようにする．1 日に摂取するエネルギー量は同じでも，小分けにして食べることによって血糖値とインスリン分泌の急上昇が抑えられ，空腹を和らげる効果が期待できる．どのような方法にせよ，急激な減量計画ではホルモン分泌など生理的な影響や心理的に不利な変化が引き起こされ，健康状態やパフォーマンスを低下させてしまう．1 週間あたり体重の 1 ％未満の減量にとどめ，時間をかけて減量することが望ましい（Garthe I 他，2011）．

表10-4　減量時の食事摂取の目安

	目安量
1 日当たりのエネルギー制限量	250 ～ 500 kcal
エネルギー摂取比率	たんぱく質20 ％，脂質25 ％，糖質50 ～ 55%
体重当たりの糖質摂取最低量	4 ～ 5 g/kg体重／日
体重当たりのたんぱく質摂取量	1.6 ～ 2.4 g/kg体重／日
食事の頻度	1 日 3 食以上
週当たりの体重減少目安量	体重の 1 ％未満

（Manore MM, 2002；Hector AJ, Phillips SM, 2018；Garthe I 他，2011）

2 増量の方法

筋量の増加が期待できる食事のポイントとして、① 運動量（消費量）に見合った適切なエネルギー摂取、② 三大栄養素の摂取割合をバランスよく、そして ③ ビタミン、ミネラルなど不足栄養素をなくすことがあげられる。

ポイント 1：1 日当たりのエネルギー付加量は 500 kcal 程度が望ましい

筋量増加を目的にした増量には、エネルギー摂取量を 1 日当たり 500 kcal 程度と付加量を控えめにすることが望ましい。脂肪量もある程度増加してもよい場合でも、体調を考慮しつつエネルギー付加量を多くても 1,000 kcal までとすべきである。日本人選手を対象とした増量介入研究によると、1 日の消費エネルギー量に 1,000 kcal のエネルギーを増量したところ、3 か月後には 1.2 kg の脂肪が増加したものの除脂肪体重を 2.6 kg 増加させることができた（永澤 他、2013）。この際、食事のエネルギー比率（PFC 比 13 %：29 %：55 %）は、増量中であっても普段と大きく変える必要はない。

ポイント 2：たんぱく質摂取量は 1.2 〜 2.0 g/kg 体重 / 日とする

増量中であっても、1 日のたんぱく質の摂取量は普段と大きく変える必要はない。投てき選手など大型選手を含む陸上選手において多くの場合 1.6 g/kg 体重 / 日で十分と報告している（Witard OC 他、2019）。大切なのは、たんぱく質を 1 日通して分散させて摂取することである。目安としては、3 〜 5 時間おき（睡眠時間を除く）に、20 g もしくは 0.3 g/ 体重 kg のたんぱく質を摂取する（Thomas DT, 2016）。また、睡眠前にもたんぱく質を補給するとよい。獣肉以外にも、魚介類、豆類、牛乳・乳製品などのさまざまな食品からのたんぱく質補給が望まれる。そして運動後すばやくたんぱく質をしっかり補給することが重要である（第 5 章参照）。

ポイント 3：脂肪摂取量はエネルギー比率 30 %以内とする

著者の調査によると内臓脂肪量が多かったグループは、脂質のエネルギー摂取比率が高い傾向にあることが分かった。脂質の摂取量はエネルギー比率 30 %以内に抑えるため、ばら肉などの脂質の多い肉類や揚げ物などの過剰摂取は控えるべきである。市販品や外食に頼らざるを得ないアスリートは、酸化した質の悪い油をとりすぎないようにメニュー選びや食品選びを工夫する必要がある。

ポイント4：食事は，主食・主菜・副菜（2品以上）とする

　食事する際は常に，食事の基本形である主食・主菜・副菜（副菜は2品以上）が揃うように心がけ，果物や牛乳・乳製品など不足しがちな食品は食事以外にも補食として補うことが好ましい．炭酸飲料などの清涼飲料水はもちろんのこと果汁100％のジュースであっても，消化吸収の早い糖質が多く含まれており体脂肪として蓄積されやすいので，過剰な摂取は控えるべきである．減量時と同様の理由で，ビタミンやミネラルを適切に摂取することで，体脂肪量が過剰に蓄積されにくくなり，コンディションも整った強い体をつくることができる．

ポイント5：食事の頻度は1日5食以上とする

　食事の頻度は，朝食・昼食・夕食の他に練習前後の補食を含めて少なくとも5回以上に分けて摂取するのが望ましい（**図10-11**）．食事の頻度を増やすことはいくつかの利点がある．まず1回に食べる量が抑えられ，胃腸への負担を減らすことができる．特に胃腸の弱いアスリートにおいては，食事の頻度を増やす方法は有効である．他の利点は，血糖値をはじめ，血中アミノ酸濃度などを常に一定レベルで維持することができることから，筋たんぱく質の分解をできる限り抑えることが期待できる．

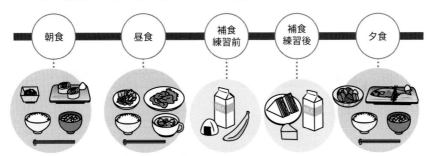

図10-11 食事と補食の摂取タイミング例

表10-5 増量時の食事摂取量の目安

介　　入	1日当たりの推奨量
消費エネルギーに加算するエネルギー量	500 kcal程度（上限1,000 kcal）
たんぱく質摂取	1.2～2.0 g/kg体重 いろいろな食品から摂取する 1日を通して複数回に分けて摂取する （目安量は20 gもしくは体重1 kg当たり0.3 g） 運動後素早く補給する
脂　　質	エネルギー摂取比率で30％以下
食事の頻度	1日5食以上（補食含む）
週当たりの徐脂肪体重増加の目安量	0.25～0.5 kg

（Rozenek R 他，2002，Thomas DT 他，2016）

補食も栄養補給のチャンスとして活用しよう

　練習前後や食事の合間に摂る補食ですが，選ぶ食品によっては栄養素摂取量をさらに理想的なレベルへ近づけることができる．おすすめの補食はこちらである．

果　物	糖質とビタミンC，ビタミンE，カリウムや食物繊維などを補給. (特に皮に栄養があるため，そのまま食べる方法以外に，皮ごと食べられるドライフルーツや手作りのミックスジュース・スムージーなどもおすすめ)
牛乳・乳製品	たんぱく質とカルシウム，ビタミンB$_1$，ビタミンB$_2$，ビタミンAなどを補給. (牛乳・乳製品に特徴的に含まれる脂質として「短鎖脂肪酸」や「中鎖脂肪酸」があるが，これらは体の中で燃焼しやすく，体脂肪になりにくい脂質と知られている(第 4 章参照)．また，生活習慣病や認知症予防にも効果があるといわれているため，乳脂肪が気になるからといって牛乳やヨーグルトを控える必要はない.)
ナッツ	たんぱく質，食物繊維，ビタミンE，ビタミンB$_1$，ビタミンB$_2$，カリウム，マグネシウム，亜鉛などを補給. (とても栄養価が高いため，毎日少しずつでも取り入れるとよい．ナッツの脂質は，一価不飽和脂肪酸や多価不飽和脂肪酸などの体によい油を多く含む(第4章参照).)

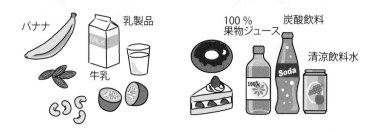

図10-12 補食には同じエネルギーでも栄養密度の高いものを選ぶ

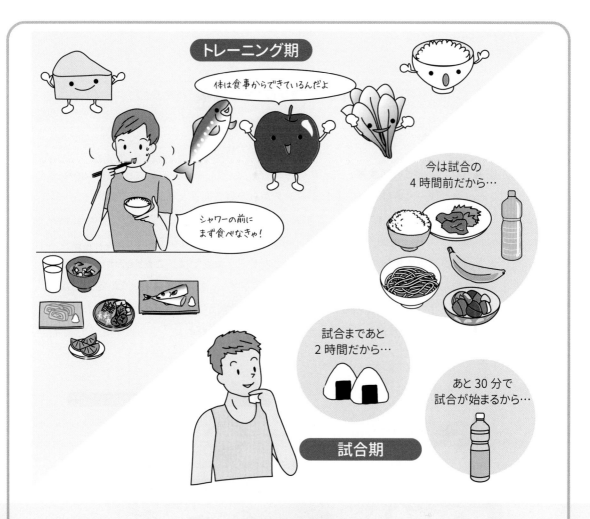

第11章

トレーニング期と試合期の食事
── 食事摂取のタイミングがポイント ──

　当たり前のことですが，私たちの体は食事から摂り入れる栄養素からつくられています．そう考えると，ケガをしない強い体をつくるのも，ケガばかりしてしまう不安定な体をつくるのも食事しだい，となりそうですね．「医食同源」という言葉があるように，食事と健康は密接な関係にあります．健康であることが大前提で，さらにその先を目指すスポーツ栄養学もまたしかりです．

　試合期の食事には注意すべきことがたくさんあります．試合前の，どのタイミングで，何を，どれくらい食べるのが好ましいのか．血のにじむ思いで練習してきた成果が問われる試合でパフォーマンスが発揮できるような栄養マネジメントができないようでは，スポーツ栄養士としてアスリートの栄養をサポートする資格はありません．

　この章では，トレーニング期と試合期の食事のあり方，注意すべき点などについて学びます．

1 ▷ トレーニング期の食事

1 食事の基本形

(1) 栄養バランスのとれた食事

　トレーニング期の食事は日々のトレーニングからの疲労回復と理想的なコンディションづくりを目的とするため，エネルギーと栄養素がしっかりとれる食事でなければならない．毎日の食事は，主食，主菜，副菜，牛乳・乳製品，果物を揃えることを意識することで栄養素をバランスよく摂取できる（**図11-1**）．スポーツ栄養では，これらがすべて揃った食事を食事の基本形としている．主に，主食はエネルギー，主菜はたんぱく質，そして副菜はビタミン・ミネラルや食物繊維の補給源としての役割がある．副菜は，汁物も含めて1食で少なくとも2品揃える．不足しがちな栄養素を補うために，さらに牛乳・乳製品，果物も摂取する．

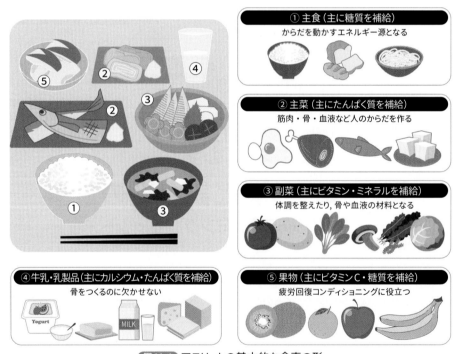

① 主食（主に糖質を補給）
からだを動かすエネルギー源となる

② 主菜（主にたんぱく質を補給）
筋肉・骨・血液など人のからだを作る

③ 副菜（主にビタミン・ミネラルを補給）
体調を整えたり，骨や血液の材料となる

④ 牛乳・乳製品（主にカルシウム・たんぱく質を補給）
骨をつくるのに欠かせない

⑤ 果物（主にビタミンC・糖質を補給）
疲労回復コンディショニングに役立つ

図11-1 アスリートの基本的な食事の形

(2) 食事計画と食品構成

　栄養バランスのとれた食事を計画する際に，食品の目安量を使用すると献立がたてやすくなる．エネルギー別に見た摂取するべき食品の構成を**表11-1**に示す．トレーニング内容や体づくりに合わせた食事を考える際の目安となる．

表11-1 エネルギー別食品摂取量の目安（例）

エネルギー	1,600 kcal	2,500 kcal	3,500 kcal	4,500 kcal
穀　類	540 g*	770 g	1,150 g	1,430 g
肉　類	50 g	80 g	130 g	180 g
魚介類	40 g	60 g	70 g	80 g
卵　類	50 g	50 g	70 g	100 g
豆　類	60 g	100 g	100 g	120 g
乳　類	250 g	500 g	600 g	800 g
芋　類	70 g	80 g	100 g	100 g
野菜類　緑黄色	150 g	150 g	150 g	150 g
野菜類　その他	200 g	200 g	250 g	250 g
藻　類	4 g	4 g	4 g	4 g
きのこ類	15 g	15 g	15 g	15 g
果実類	150 g	200 g	200 g	250 g
砂糖類	8 g	15 g	25 g	30 g
油脂類	12 g	20 g	40 g	55 g

小林修平・樋口満編著「アスリートのための栄養・食事ガイド 第3版」第一出版，2014
＊「めし」として換算した量．

2 食事の量 —— 過不足のないエネルギー摂取 ——

食事量は，ただ消費エネルギー量を満たしていればよいというわけではない．食事をすることは，運動をするために必要な体をつくることであり，適切な体の機能や体組成の維持のためである．必要エネルギー量は，自分の体組成と活動量から算出できる（第2章参照）．その必要エネルギー量にそった食事の量を決めなければならないが，適切な食事量を計画することは難しい．そのため，計画した食事の量が適切であるかどうかは体重や体組成をチェックすることで判断するのが効果的である（図11-2）．くわえて長期的には体調の変化も観察しながら，食事の量を調整していくことが大切である．

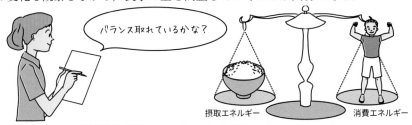

バランス取れているかな？

摂取エネルギー　　　　　消費エネルギー

図11-2 消費エネルギー量と食事量のバランスチェック

3 食事をとるタイミング

（1）朝食は重要

近年，朝食の重要性が科学的に解明されてきた．ヒトは，25時間のサイクルで動くようにできているが（サーカディアンリズム），朝の光を浴び，朝食をとることで，体内時計が24時間にリセットされる．リセット後，私たちの体のさまざまな機能が動きだす．リセットするのは脳であり，光によって主時計遺伝子が，朝食によって末梢時計遺伝子が動きはじめるといわれている（図11-3）．末梢時計遺伝子は，肝臓や小腸などほとんどの組織に存在し，主時計遺伝子の影響を受けながら周期的に体内の代謝を変動させている．

「文部科学省 体力運動能力調査結果」によると，朝食を毎日食べる群と，食べない群では，男女ともに20mシャトルランの折り返し数に差がみられ，朝食は体力に影響を与えることが明らかになった．さらに，朝食をとることによって体内代謝が活発となり体温が上昇することで，パフォーマンスによい影響を与えることも明らかになった．したがって毎日朝食をとるということは，アスリートにとって極めて重要である．

そして朝は，夜と比較してインスリン分泌が亢進し，その結果エネルギー代謝が活発になるので，同じ食事を食べてもエネルギーとして使われやすい．さらに，たんぱく質を夜食べるよりも，朝食べるほうが骨格筋の成長が促進されるとの報告もある（Aoyama S, 2021）．バランスのよい朝食をしっかり食べることは，さまざまなメリットがある．

したがって，毎日朝食をとるということはもちろん，何を朝食で食べるかということはアスリートにとって極めて重要である．

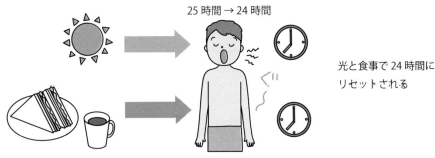

25 時間 → 24 時間

光と食事で 24 時間に
リセットされる

図11-3 体内時計は光刺激と摂食刺激によって動き出す

(2) トレーニング後はたんぱく質を含む高糖質食を速やかに

　筋グリコーゲンは，疲労の回復やその後の運動パフォーマンス（持久力・運動技能・集中力など）に大きく影響することが知られている．慢性的なエネルギー不足はアスリートの精神面にまで影響することから，トレーニング後は速やかに，グリコーゲンの回復に努めなければならない．注意すべきことは，トレーニング後いつ食事をとるかによって，筋グリコーゲン量の回復に差が生じることである（第3章参考）．

　運動後すぐに食事をとることが難しい場合は，まずおにぎりやサンドイッチなどの補食を利用するとよい．その際，糖質だけでなくたんぱく質を一緒に摂ることによりさらに筋グリコーゲンの回復を高めることができる（**図11-4**）．

　また骨格筋の合成率も，運動後速やかにたんぱく質を含む食事を摂取した方が高まることが知られている（第5章参考）．このように，トレーニング後の回復のためには，食事をできるだけ速やかに摂取することが重要である．運動後すぐに食事をとることが難しい場合は，まず，おにぎりやサンドイッチなどを補食として利用するとよい．

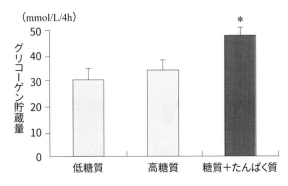

（mmol/L/4h）

グリコーゲン貯蔵量

低糖質　　高糖質　　糖質+たんぱく質

図11-4 練習後の筋グリコーゲン貯蔵量におよぼす食事摂取の影響（Ivy JL 他，2002）

　筋グリコーゲンを枯渇させる自転車運動直後および2時間後に，低糖質食（糖質80 g, 脂質6 g），高糖質食（糖質108 g, 脂質6 g），糖質+たんぱく質食（糖質108 g, たんぱく質28 g, 脂質6 g）を飲料として摂取させ，4時間の間の外側広筋のグリコーゲン貯蔵量を測定した．
＊ 糖質+たんぱく質食は，統計的有意水準5％未満で，低糖質食と高糖質食に比べて高値を示した．

4 工夫するポイント

（1）補食を上手く利用する

　練習時間が長い，あるいは食欲低下などにより1回に十分な食事がとれない場合は，効果的な栄養補給法として，補食を上手く利用することが勧められる．

・食事から練習開始までの時間が長い場合，空腹状態で練習しないよう補食を摂取．
・練習後すぐに食事をとれない場合，糖質とたんぱく質を組み合わせた補食を摂取．

補食として，
・菓子パンなど脂質が多いものは控える．
・サンドイッチの中身をハムや卵にすることで，糖質に加えたんぱく質も補給できる．
・果汁100％ジュースは糖質の吸収が早く太りやすいので，大量にとらないよう注意．

おすすめの補食
・主に糖質源となる補食
　おにぎり，巻き寿司，サンドイッチ，団子，もち，食パン，ロールパン，
　あんパン，あんまん，カステラ，バナナやミカンなどの果物，
　ゼリー，うどんやパスタなどの麺類，スポーツドリンク，
　果物や野菜100％ジュース など
・主にたんぱく質源となる補食
　ヨーグルト（ドリンクも可），牛乳，肉まん，チーズ，ゆで卵，
　魚肉ソーセージ，サラダチキンなど

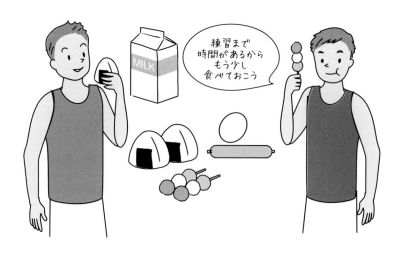

（2）食欲増進を工夫する

激しいトレーニングや気温の変動により食欲が落ちる場合は，食欲が増す工夫をする.

- ・日頃よりも少し味を濃くする.
- ・キムチやカレー風味などの香辛料を上手く利用する.
- ・梅干しや酢，レモンなどを利用し，唾液が活発に出るように工夫する.
- ・うどんや鍋料理など汁気の多い食事にする.
- ・冷たいものを食べすぎ/飲みすぎないよう注意する.

（3）外食の利用

外食は一般的に脂質が多く，野菜や果物などが少ないためビタミン・ミネラルが不足しがちであるが，上手く食品や料理を組み合わせることで，効果的に栄養素を摂取することができる.

- ・単品ではなく，定食を選ぶ.
- ・単品の場合は，おひたしや果物などの1品を加える.
- ・具の種類が多いものを選ぶ.
- ・揚げ物を食べるときは，大根おろしと一緒に食べる.
- ・丼もののときは，白いご飯よりも色がついたご飯（玄米や赤米など）や雑穀米，麦飯などを選ぶ.
- ・脂質が多くなりそうな時は，マヨネーズやドレッシングなどの余分な脂質を摂らないようにする.
- ・不足する栄養素がある場合は補食などを利用し，1日を通して栄養バランスを調整する.

（4）コンビニエンスストアやスーパーマーケットなどの食品の利用

調理済みの食品や惣菜などを利用する場合は，下記の点に注意する.

- ・食品表示を見ながら食品を選ぶ.
- ・食事の基本形が整っているお弁当を選ぶ.
- ・菓子パンとジュースや，パスタ，おにぎりだけといった主食のみの食事の組み合わせは避ける.
- ・主菜や副菜が不足しやすいので，惣菜コーナーや缶詰コーナーなどの食品を上手く利用する.
- ・揚げ物の食べすぎに注意する.

2 ▷ 試合期の食事

　試合期の食事は安心安全で，これまでの成果を最大限に発揮できるようサポートするものでなければならない．食事の計画をする際には，選手の体調や嗜好，競技内容，試合時間，食事をする環境，大会規則などさまざまな要因を考慮する必要がある．

1 食事の内容

（1）試合前の食事

　試合前の食事は，エネルギーとなるグリコーゲン量を充足させることが主な目的となる．すなわち，糖質を中心とした食事をとり，脂質は普段より控えめにする．また水分不足や電解質（ミネラル）のバランス異常，胃腸の不快感などを予防することも考えなければならない．

（2）試合後の食事

　試合後の食事はトレーニング期と同様に，次のセッションに最適な心身の状態で臨めるように，バランスの取れた食事をしっかり食べることが大切である．同じ日に複数試合があり，次の試合開始までにすばやくグリコーゲンを回復させたい場合は，試合終了後に速やかに糖質，もしくは糖質＋たんぱく質を摂取するとよい．

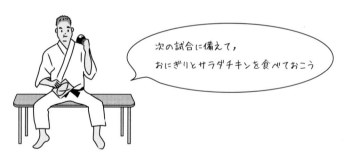

次の試合に備えて，
おにぎりとサラダチキンを食べておこう

2 食事の量

　試合期では普段より練習量が少なくなることも多いことから，食事の量（エネルギー摂取量）は練習内容に合わせて調整する．90分以上の競技においてはグリコーゲンローディング法（詳細は後述）を活用するとよい．試合当日までの準備期間と試合中，そして試合と試合の間のリカバリー期に摂取すべき糖質の目安量が，表3-3に示されているので参考にしてほしい．

　心がけてほしいのは，練習試合を利用して試合期の食事について試すことである．いきなり本番は危険である．

3 摂取のタイミング

(1) 試合当日の食事について

　試合当日は，十分なエネルギーの確保を心掛け，かつ試合開始時間までに消化が終わっているように食事のタイミングと食事内容を考えることが大切である．個人差はあるものの，試合開始 3 時間前までには食べ終わり，その後必要であれば消化しやすい補食で糖質を補うとよい．また体水分を充足させるため，水分補給もしっかり行う（詳細は第 8 章 4 節運動時の水分摂取を参照）．試合当日の食事は，消化能力や体調など個人差があるため，それぞれのアスリートに適した食事計画を考えることが望まれる．

4 気をつけるポイント

(1) 衛生管理

　食中毒や消化不良予防のため，生ものは避ける．また，海外遠征時は調理法，飲料や氷の衛生状況に注意する．

(2) ドーピングの観点から配慮すべき食事

　海外遠征時は，料理に含まれる食品成分がドーピングの対象になることがあるので注意しなければならない．一般的に食べられている食事の中にも，例えば，中国の薬膳料理に含まれる麻黄，馬銭，鹿茸など，ドーピング対象物が混入している場合がある．また海外でサプリメントを利用する際は，現地では調達せず日本から持参するようにする（第 12 章参照）．

(3) 食べなれた食品

　極度な緊張から消化吸収能力の低下を起こす可能性がある．そのためできるだけ日頃から食べなれた消化のよい食品を選び，香辛料などの刺激が強い食品は避けるようにする．

(4) 消化時間や腸内ガスに考慮した食事

　脂質は消化に時間がかかり胃腸に負担をかけるので，試合期では控えめにする．また，食物繊維など腸内にガスがたまるような食品も試合直前は避けるべきである．

5 グリコーゲンローディング法

筋グリコーゲン量を, 通常時の水準より高い値まで高めるための食事のとり方をグリコーゲンローディング法という.

運動量を徐々に減少させながら, 試合 1 週間から 4 日前までは普通食（糖質 50 ～ 60 %, たんぱく質 10 ～ 15 %, 脂質 25 ～ 30 %）を摂取し, 残りの 3 日間は糖質エネルギー比 70 ～ 80 %の高糖質食を摂取させる方法（Sherman WM 他, 1981）である. すなわち日曜日に試合があると仮定すると, 月・火・水曜日は普通食, 木・金・土曜日は高糖質食にする方法である.

グリコーゲンローディング法は, 試合中にグリコーゲンが枯渇するような競技において効果が期待できる. 例えば, マラソンやトライアスロンなど 90 分を超える持続的競技や, サッカーのような断続的な競技にのみ推奨されるものである.

骨格筋や肝臓にグリコーゲンが 1 g 蓄積されるごとに 2.6 ～ 2.7 g の水分が体内に貯蔵することになるため, 体重増加がパフォーマンスに影響を及ぼすような競技は注意しなければならない.

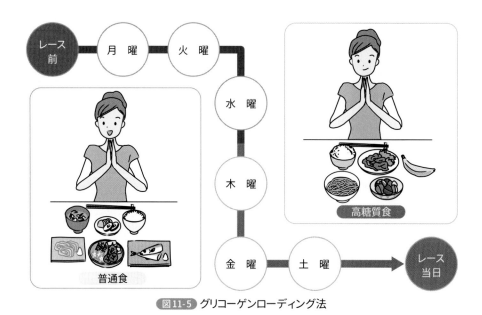

図11-5 グリコーゲンローディング法

3▷ 遠征時の食事

1 遠征前のチェックポイント

強化合宿などの国内遠征に向けたチェック項目を**表 11-2** に，海外遠征時のチェック項目を**表 11-3** に示す．食事だけでなく，生活環境や宿泊施設，食事に関連する環境など，食事を取り巻くさまざまな事柄を遠征前にしっかりチェックしておくことが大切である．特に海外遠征時では，普段通りの食環境を整えることが難しい場合も考えられる．表を参考に事前に可能な限りの準備を行うことが現地での栄養サポート成功へのカギとなる．

表11-2 国内遠征に向けたチェック事項

環境について

( )	トレーニング環境〈施設・設備〉と移動手段（交通事情）
( )	自然環境（天候・気温・季節など）
( )	生活環境（病院・診療所・薬局・銀行・郵便局など）
( )	日用品の購入場所（スーパーマーケット，コンビニエンスストアなど）

宿泊施設について

( )	費用（1泊 ○ 食 ○○○ 円）
( )	部屋（1室の利用人数と部屋数の確保）
( )	洗濯・入浴設備（乾燥機，乾燥場所もあわせて確認）
( )	食堂（スペース，テーブル・座敷，他の宿泊者との兼ね合い）
( )	ミーディングルームの有無確認
( )	時間の融通性（食事，消灯，入館）

食事について

食事の提供が受けられる場合（客室担当，厨房責任者との打ち合わせ）

( )	食事時刻（当日のスケジュールで変更が可能か？個別の対応は？）
( )	食事形式（定食・ビュッフェ・その他）
( )	事前に献立の確認：変更が可能か
( )	食事内容の追加
( )	持ち込みの可否（食品・飲み物・食材など）

自炊する場合（施設管理者との打ち合わせ）

( )	厨房設備（コンロ数，オーブン，レンジなど）
( )	厨房スペース（何人が動けるか）
( )	食品の保管スペース（冷蔵庫，冷凍庫，乾物の保管先と容量）
( )	調理器具（炊飯器，鍋，フライパン，包丁，まな板など）
( )	食器（種類と数）
( )	食材の購入場所
( )	利用できる食材・食品（調味料・乾物など）
( )	ごみ・残飯の廃棄方法

日本体育協会スポーツ医・科学専門委員会 監修，小林修平 編著，
「アスリートのための栄養・食事ガイド（第3版）」第一出版，2014　改変

第11章
トレーニング期と
試合期の食事

表11-3 海外遠征に向けたチェック事項

現地情報・環境について（ガイドブック，大使館，現地の駐在員などにたずねる）

( )	外食場所の確認〈日本料理，中華料理，インド料理など）
( )	日用品の購入場所（スーパーマーケット，コンビニエンスストアなど）
( )	季節・気温・湿度・治安・衛生面などの確認
( )	日本からの保存食の携行

宿泊施設について

( )	朝夕の食事献立の打ち合わせ
( )	炊飯器，調理施設，調理機材，食器の確保
( )	電圧の確認と変圧器の携行準備
( )	ミーディングルームの有無

食事について（料理担当マネージャ，料理長との打ち合わせ）

( )	食費
( )	宿泊所レストランにおける予定献立の融通性
( )	食事時間の融通性
( )	食事の場所が一般客と同じか，別室か
( )	宿舎での帯同栄養スタッフによる食事づくりがどこまで可能か
( )	サプリメントの準備

選手村の食堂

( )	JOCや競技団体に献立の取り寄せを依頼

栄養指導・栄養教育（事前準備として選手への指導）

( )	ビュッフェ形式の食事の食べ方
( )	試合前や試合後の食事のとり方
( )	試合前や試合中の水分補給
( )	嗜好飲料のとり方
( )	機内食の食べ方や過ごし方

日本体育協会スポーツ医・科学専門委員会 監修，小林修平 編著，
「アスリートのための栄養・食事ガイド（第3版）」第一出版，2014　改変

2 遠征時に気を付けることおよび対策

　食事の時間はトレーニングや試合のスケジュールに合わせて柔軟に対応するように事前に調整を行う．現地でも可能な限り普段通りの食事を心がけ，必要であれば炊飯器などの調理器具や食材などを持参することも検討する．カルシウムやマグネシウムを多く含む硬水は下痢を引き起こす可能性があるため，海外では特に飲料水に注意しなければならない．また遠征合宿時などでは，衛生的で安全かつ容易に水分補給が行える環境設定を考えなければならない．

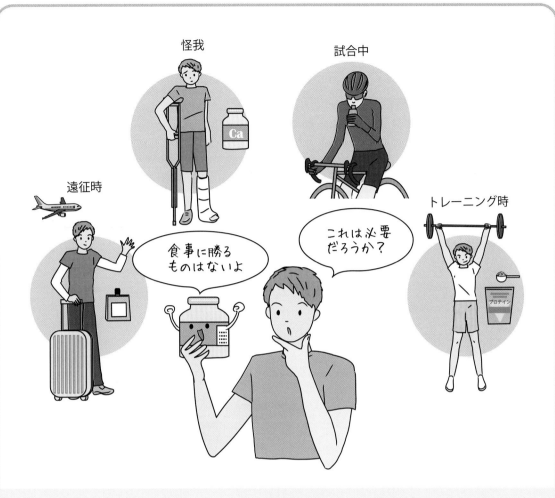

怪我

試合中

遠征時

トレーニング時

食事に勝る
ものはないよ

これは必要
だろうか？

第 12 章

サプリメントの功罪
― 栄養補助食品と心得よう ―

　近年ほとんどのアスリートがサプリメントを利用しているように，サプリメントはとても身近な存在となっています．メリットは糖質やたんぱく質などの各種栄養素が簡便に摂取できることですね．しかしながら，本当に効果がある成分はどれか，どのような仕組みで効果がでるのか，わからないことが多いのも事実です．人工的に抽出された成分なだけに安全性も気になります．また最近は海外のサプリメントが容易に入手できるようになりました．それらの中には，副作用が報告されていても販売している，表示量より有効成分が少ない，さらにはドーピング検査に該当する禁止薬物が混入されている製品もあるとのことです．気を付けましょう．

　この章では，サプリメントの種類と期待される効果，サプリメントを使用したケースの紹介，およびサプリメント利用上の注意点などを学びます．

1 ▷ サプリメントとは

1 サプリメントとは

サプリメント（supplement）は，食事のみでは摂取不足をきたす栄養素を補う目的で開発された栄養補助食品である．食事が思うように摂れない疾病時や食が細くなった高齢者には重要な食品である．近年，ほとんどのアスリートが，何らかの形のサプリメントをさまざまな場面で利用している．しかし，国内外においてサプリメントの明確な定義はなく，医薬品のように品質や安全性が保証されたものではないために，同じ名前の製品（例えば「ホエイプロテイン」のように）であっても質はさまざまである．

サプリメントは大きく 2 種類に分類され，① 栄養素の補給を目的としたダイエタリーサプリメントと，② 競技力向上を目的としたエルゴジェニックエイド（ergogenic aid）サプリメントがある（**図 12-1**）．いずれも摂取する量やタイミングが重要である．

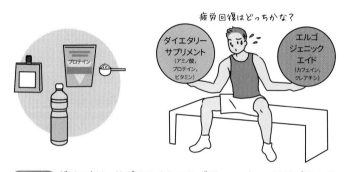

図12-1 ダイエタリーサプリメントとエルゴジェニックエイドサプリメント

国立スポーツ科学センター（JISS）が調査したアスリートのサプリメント使用頻度を**図 12-2** に示す．多くのアスリートがサプリメントを利用している傾向は国内に留まらず国外のアスリートにも共通している（Sato A 他, 2015）．

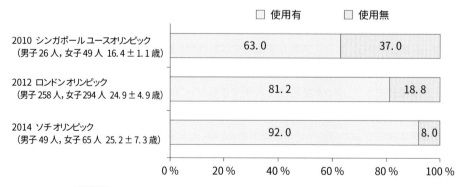

図12-2 トップアスリートのサプリメント利用頻度（亀井明子，2015）

2 サプリメントと医薬品との違い

医薬品は，病気の予防や治療を目的としたものであり，成分，効能や副作用，用法や用量などについて，また，その品質や有効性，安全性について十分な審査が行われた後，厚生労働省の承認を得て販売されるものである．一方，サプリメントは医薬品ではなく食品に該当し，薬機法の規制を受けないため，成分や含有量，副作用に関する表示義務はなく，国による有効性や安全性に関する審査は行われていない．

食品に関する表示は，食品表示法に基づいて栄養表示基準が設けられている．消費者庁による食品の表示に関しては，医薬品のように身体の構造や機能への影響を表示することは，原則として認められていない．しかし，特定保健用食品（トクホ），栄養機能食品，機能性表示食品については例外的に限られた範囲で特定の機能を表示することが認められている（表12-1）．

このように，サプリメントは医薬品とは大きく異なることに注意しなければならない．

表12-1 サプリメントの表示

	医薬品	サプリメント
対象者	病気の人	健康な人
品　質	同じ名前の製品では品質が一定である	同じ名前の製品でも含有成分が一定とはいえず，品質が一定ではない
効能・効果の表示	認められている	保健機能食品においては限定的に効能がうたえる
利用環境	医師・薬剤師の管理下で利用できる	選択・利用は消費者の自由
科学的根拠	安全性・有効性の試験が実施されている	安全性・有効性は検証されていない，もしくは限定的

3 サプリメント摂取のメリット・デメリット

サプリメント摂取におけるメリットとデメリットを**表12-2**に示す．これらのメリットとデメリットを，アスリート自身やスタッフが十分に認識した上で，サプリメントを使用するかどうかを決定しなければならない．

表12-2 サプリメント摂取のメリット・デメリット

メリット	デメリット
必要な栄養素を気軽に摂取できる 競技力の向上 （プラセボ効果も含む）	高価 健康上の悪影響を引き起こす危険性 ドーピングを引き起こす成分混入の 危険性

4 アスリートが使用するサプリメントの種類と使用目的

アスリートが使用するサプリメントは，アミノ酸やプロテイン，ビタミン・ミネラル類のダイエタリーサプリメントである（**図12-3**）．

サプリメントを利用する目的として特に多かったのが，疲労回復のため（36 %），食事で不足するものを補うため（24 %），競技力向上のため（17 %）であった．その他の理由としてあげられるのは，病気やけがの予防，除脂肪体重増量，エネルギー摂取量を増やすためであった．

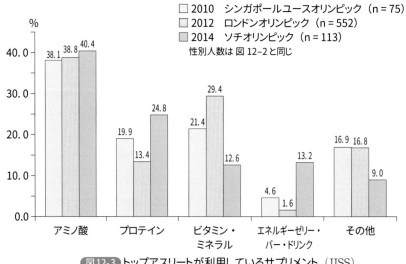

図12-3 トップアスリートが利用しているサプリメント（JISS）

（亀井明子，2015）

5 サプリメントの利用を検討すべきケース

サプリメントの使用はさまざまなリスクも発生することから，足りない栄養素はできる限り食事から補給することを考えるべきである．しかし，サプリメントを使用した方がよいケースもある．例えば，持久系の競技選手で練習量が多くスケジュールの問題などで食事からでは十分にエネルギーや栄養素を摂取できない場合，あるいは国内外への遠征や合宿などで食事環境が整っておらず，バランスの取れた食事を準備できない場合など，一時的にサプリメントで不足する栄養素を補う方法も考えられる．さらに厳しい減量中では，限られたエネルギー摂取量の中で必要な栄養素を十分に摂取することが難しい場合がある．また，消化機能の低下，食欲の低下などの体調不良が長期間続くようであれば，サプリメントを用いることを検討したほうがよい場合もある．

サプリメントを使用するか否かを決める重要な情報として，各自のエネルギーや栄養素の必要量と普段の食事からの摂取量を熟知しておかなければならない．またサプリメントに含まれる栄養素や成分に関する知識，そしてそれらが体内でどのように消化吸収されて利用されるかといった生理学的なメカニズムを理解することで，より適切なサプリメントを選ぶことができる．

6 小・中学生のサプリメント利用について

小・中学生のアスリートにはサプリメントの使用は基本的には推奨しない．小・中学生は，健全な発育を目指し丈夫な体を作る重要な時期である．またこの時期に生涯における食の基本を身につける重要な時期であることから，サプリメントに頼る食生活ではなく，バランスの取れた食事が摂れるようできる限り心がけるべきである．サプリメント摂取によりお腹が満たされ，その後の食事が食べられなくなる場合や，成人が必要とする栄養素量とは異なることから栄養素の過剰摂取を引き起こすリスクも十分に考えられる．

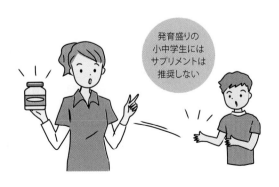

発育盛りの
小中学生には
サプリメントは
推奨しない

2▷ サプリメントの種類と効果

1 効果が期待できるサプリメントとは

サプリメントに含まれているさまざまな成分の中で，どの成分が真に効果的かを判断することは容易ではない．サプリメントの効果を評価するためには，サプリメントに含まれる成分を用いた研究の科学的根拠（エビデンス）がなければならない．例えば，

① 査読付きの研究論文で機能性が確認されていること

② 研究デザインとして二重盲検法を用いた公平な方法がとられていること

③ 人を対象とした研究であり年齢や性別など異なる属性の人だけを対象としていないこと

④ 複数の研究機関で同様の結果が得られていること

など，多くの論文を調査して検証（レビュー）しなければならない．

オーストラリア国立スポーツ研究所（AIS）では，医師，生理学者，スポーツ栄養士などが，上述のようなレビューを行い，独自にサプリメントプログラムを立ち上げている．安全性やパフォーマンス向上が期待できるかどうかを指標に，サプリメントを4つのグループに分類している（表12-3）．その中で特に効果的だといわれているグループAに属するサプリメントのいくつかを簡単に紹介する（AISウェブサイトのグループ別サプリメント参照）．

表12-3 オーストラリア国立スポーツ研究所（AIS）によるサプリメントの分類

グループ	評　　価	理　　由
A	アスリートが使用することを推奨する	科学的根拠が示されており，必要とするエネルギーや栄養素を最適なタイミングで補給するのに有効
B	AISが実施する研究や治療でのみ，AISに所属するアスリートに用いる可能性あり	限定的だがパフォーマンスの向上に貢献することを示すデータがあり，注目されている
C	有効性を示す証拠が不十分である	パフォーマンスを向上させる科学的根拠は不十分であるが，アスリートを対象としたサプリメントのほとんどがこのグループに含まれ，中には認知度が高く広く使用されているものもある
D	AISに所属するアスリートが使用することを推奨しない	使用が禁止されている，または禁止物質が含まれている可能性が非常に高く，ドーピング検査において陽性反応となる可能性がある

表12-4 パフォーマンス向上につながるエビデンスが多く示されているグループ A に属するサプリメント

カテゴリー	説　明	例
1. スポーツフード	普段利用する食品から摂取することが実用的でない場合に栄養を便利に補給するために利用される製品	スポーツドリンク
		スポーツゼリー
		プロテイン
		スポーツバー
		電解質補給用サプリメント（ドリンク含む）
2. メディカルサプリメント	診断された栄養不足を含む臨床的問題を予防または治療するために使用されるサプリメント．医師/認定スポーツ栄養士の指導のもと，より大きな計画の中で使用する必要がある．	カルシウム
		鉄
		マルチビタミン/ミネラル
		プロバイオティクス
		ビタミンD
		亜鉛
3. パフォーマンスサプリメント	理想的なパフォーマンスに直接貢献させたい場合に，スポーツ医科学の専門家の指示のもと個別の摂取プランに基づいて利用（一般的な科学的エビデンスはあるものの，個別や競技別に，より適切な利用方法を提供するためには，更なる研究が必要な場合があるので注意．）	カフェイン
		β-アラニン
		重炭酸
		硝酸塩*
		クレアチン
		グリセロール

＊ビートルートジュースに多く含まれる

---

column

サプリメントのプラセボ効果

　ある種のサプリメントや医薬品に関して，偽薬（実際には効果のある成分が入っていない薬）を摂取しても，思い込みの効果で実際に改善がみられることをプラセボ効果（偽薬効果）という．興味深いことに人間は思い込みにより，良い方にも悪い方にも体調を変化させることができ，その影響は時に大きいものとなる．サプリメントに対する効果検証実験を行う際はプラセボ効果を排除するために，摂取する本人だけでなく，験者からの思い込みによる影響も受けないよう二重盲検法を用いるなど，客観的かつ公平な評価を行う努力が必要となる．またサプリメントを利用する選手は，サプリメントの純粋な効果の他にプラセボ効果が存在することを理解しておく必要がある．

2 AISが使用を推奨している主なサプリメント

（1）スポーツフード

① プロテイン

　プロテインは，運動中や運動後の速やかなたんぱく質補給を目的に，アスリートの間で最もよく用いられるサプリメントの 1 つである．その中でも牛乳由来たんぱく質を含むホエイプロテインは，同じく牛乳由来たんぱく質であるカゼインや大豆たんぱく質より筋肥大に効果があるといわれている（Tang JE 他, 2009）．その理由として，① たんぱく質合成開始の要であるシグナルたんぱく質を刺激するロイシン含有量が多い，② ホエイはカゼインに比べ消化吸収されるスピードが早いため，筋たんぱく質合成が高いのではないかと考えられている．

　多くの研究は，たんぱく質を単体で摂取した際の検証を行っている．最近の研究ではホエイたんぱく質のみを摂取するよりも，大豆由来と牛乳由来のたんぱく質を組み合わせて摂取する方が，運動後の筋たんぱく質合成が長期間にわたり亢進すると報告された（図12-4）．これは，消化吸収速度の異なる食品たんぱく質を同時に摂取することによる効果と考えられている．

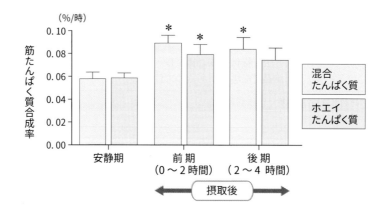

　若年男性を対象に脚部レジスタンス運動終了から 1 時間後に，18 ～ 19 g のたんぱく質が摂取できる混合たんぱく質飲料（50 ％カゼイン，25 ％ホエイ，25 ％大豆由来）と，100 ％ホエイのたんぱく質飲料を摂取した際の筋たんぱく質合成率を示す．縦軸は細胞内の遊離フェニルアラニン同位体が，1 時間内に何％たんぱく質合成に利用されたかを表している．飲料摂取後 0 ～ 2 時間では両方の飲料が安静期より有意に高値を示したが，2 ～ 4 時間では混合たんぱく質飲料のみ安静期より有意に高値を示した．

図12-4 筋肥大におよぼすプロテインサプリメント摂取の効果 （Reidy PT 他, 2016）

(2) メディカルサプリメント

① マルチビタミン

マルチビタミンは，一般的な推奨量の範囲内程度のビタミンとミネラルを幅広く含んでいるサプリメントのことである．多くのアスリートが疲労回復などのために利用している．マルチビタミンを選ぶポイントとしては，① 含まれるビタミンやミネラル量が対象者に適切な量であるか，② 不必要な成分を含んでいないか（アミノ酸やハーブなど），③ 大規模で評判の良いサプリメントまたは製薬会社で適正な製造基準に基づいて作られているか，④ 第三者によるバッチ試験が行われ安全性の確認ができているかなどがあげられる．

さまざまなマルチビタミンが売られており気軽に利用できる一方で，いくつか注意点がある．マルチビタミンを摂取しているからと言って，普段の食事，特に野菜や果物などの摂取をおろそかにしてはいけない．自然の食品に含まれる，食物繊維やファイトケミカル（第6章参照）などをマルチビタミンは含まないからである．過剰な量のビタミンやミネラルを含むマルチビタミンは，健康被害を招く可能性があるため避ける．

(3) パフォーマンスサプリメント

① カフェイン

カフェインは，コーヒーやお茶，ココアなど多くの食品に含まれている成分であるが，中枢神経を興奮させることにより，覚醒効果や鎮静抑制効果を生み出す．カフェインサプリメントの摂取により，運動による疲労感の軽減，持久性パフォーマンスや運動中の反応時間の向上が報告されている（Maughan RJ 他，2011）．カフェインの効果検証実験によると，血中濃度のピークがおよそ60分後に訪れることから運動開始の1時間前に，体重1 kg当たり3～6 mgを摂取させた実験が多い．カフェイン摂取は場合により副作用として，めまい，頭痛，心拍数の増加，胃痛を引き起こし，利尿作用もある．過剰に摂取するとさまざまな肉体的，精神的障害を引き起こすため，使用する場合は用量などに注意を払う必要がある．

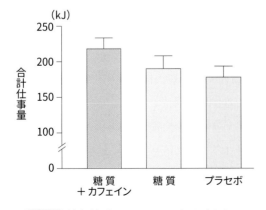

自転車運動を毎日行っているアスリートに，60～75 % $\dot{V}O_2max$ の強度で120分間自転車運動を行った．さらにその後，15分間の全力運動をさせ「合計仕事量」を調べた．

糖質＋カフェイン試行は糖質試行より15 %，プラセボ試行より23 % 仕事量が高くパフォーマンスが向上した．

図12-5 持久性パフォーマンスにおよぼすカフェイン摂取の効果（Kirk J 他，2007 より改変）

② 硝酸塩（ビートルートジュース）

ビートルートは赤ビーツとも呼ばれる．日本ではあまり見かけない野菜である．その
カブの形に似た赤い根の部分をジュースにしたものが，ビートルートジュースである．
ビートルートジュースの中に多く含まれる硝酸塩が，体内に入ると亜硝酸塩に変化し，
これが血液中で一酸化窒素（NO）を発生させる．一酸化窒素は，血管を拡張させて血流
を促す効果や，筋の収縮性を向上させる効果などがあることから，運動中の酸素消費量
を低下させ，持久系運動のパフォーマンスを向上させたという報告が多くされている
（Maughan RJ 他，2011）．硝酸塩は，食品添加物としても利用されているが，一方で健康
への影響も懸念されている．硝酸塩は，ビートルート以外にもほうれん草やチンゲンサイ
などの葉もの野菜にも多く含まれているため，摂取する場合は錠剤などからではなく，
野菜や野菜ジュースなどからの摂取を心がけたほうがよいと思われる．

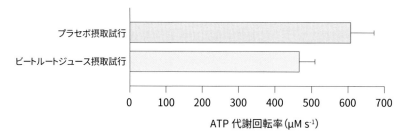

図12-6 持久性パフォーマンスにおよぼすビートルートジュース摂取の効果

（Bailey SJ 他，2010 より引用）

1日500 mLのビートルートジュースを6日間摂取した群は，プラセボ摂取群に比べ，
高強度膝伸展運動時のATP利用量が少なく，疲労困憊までの時間が長かった．疲労困憊
までの時間
プラセボ摂取試行　586 ± 80 秒
ビートルートジュース摂取試行　734 ± 109 秒　（P ＜ 0.01）

③ クレアチン

クレアチンはリン酸と結合したクレアチンリン酸として筋中に蓄えられ，運動時素早
くエネルギー（ATP）を供給する（ATP-クレアチンリン酸機構（第2章エネルギー参
照））．そのため，クレチンサプリメントの摂取は，筋力やパワー系およびスプリント系競
技などの高強度もしくは反復性のある運動パフォーマンスを向上させるといわれている
（Tang JE 他，2009）．また筋肉の弛緩や，筋たんぱく質の同化を促す作用もあること
から，レジスタンストレーニング効果を高める作用が期待できる．クレアチンは筋中に
多く貯蔵されていることから，食品では肉類や魚類に多く含まれている．例えば100 g
の豚肉や牛肉に0.5 g，鮭に0.5 g，鮪に0.4 g，ニシンに0.6 〜 1.0 g含まれている．

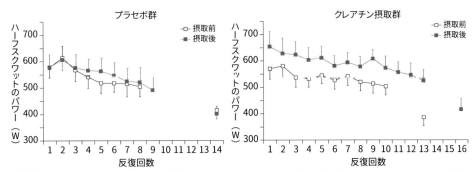

図12-7 レジスタンストレーニング効果におよぼすクレアチン摂取の効果（Izquierdo M 他, 2002）

1回5gのクレアチンを1日に4回摂取する（20 g/日），これを5日間継続した群は，ハーフスクワット（70 ％1 RM）を10回実施した後，10回実施した後，2分間の休憩を経て，同様の強度で疲労困憊まで運動を継続した際において，ハーフスクワットのパワーが，摂取開始前と比較して有意に高く，疲労困憊までの反復回数も多かった．

3▷ サプリメントについて知っておくべきこと

1 サプリメントのリスク

サプリメントの製造過程での異物混入（鉛，微生物など）や，記載されていない成分が混ざっているケースが数多く報告されている．さらに深刻な問題として，ドーピングに該当する物質が含まれているケースも珍しくない．国際オリンピック委員会によると，2002年に欧米で売られている非ホルモン性のサプリメント624のサンプルを調べたところ，ドーピング禁止薬物が94のサンプル（14 ％）からみつかり（Geyer H 他, 2004），2007年の同様の調査ではその割合は20 ％にも及んだ．

残念ながら，アスリート自身やスタッフはサプリメントの安全性，弊害やリスクに関する知識が十分でない場合が多い．サプリメントは安全が保障されているものではないため，摂取に際しては慎重にならなければならない．

> サプリメントは食品であることから，安全性や効果に関するエビデンスがないものがほとんどである．
> ドーピング禁止薬物が含まれることもある．

2 ドーピングに関して

　ドーピングは，競技力を向上させるために禁止薬物の経口摂取および静脈内への注入，もしくは自己輸血などの禁止方法を行うことであり，選手の健康を害しフェアプレーの精神に反するとして，世界中で禁止されている.

　日本では国内の大会において，毎年 5,000 件以上のドーピング検査が行われている.ドーピングは意図的に摂取する場合以外に，禁止薬物含有医薬品の服用や禁止薬物が混入しているサプリメントを知らずに摂取した場合においてもドーピング行為とみなされ厳しい制裁を受ける.そのため，ドーピングや禁止薬物に関する知識を持ち，アンチドーピング意識を高めることは重要である.

　ドーピング禁止物質や禁止方法は，世界アンチ・ドーピング規程に定められている.カフェインなど以前禁止薬物に登録されていた物質が禁止物質から除外されたり，現在禁止されていない物質が今後禁止されることも十分考えられるため，毎年1月1日に更新される禁止薬物リストをこまめに確認する必要がある.ドーピングに関する詳細な情報は，日本アンチ・ドーピング機構のウェブサイト（https://www.playtruejapan.org/）でわかりやすく紹介されている.

ドーピングとは？

　筋肉増強剤のステロイドは禁止薬物です.ステロイドホルモンは大部分が副腎皮質から分泌されますが，一部の性ホルモンは精巣や卵巣から分泌されます.副腎皮質ホルモンの1つである糖質コルチコイドは，医薬品ではステロイド系抗炎症薬です.経口，静脈内，筋肉内，経直腸使用以外であれば使用可能，経口使用を必要とする選手は，申請すれば使用できます.一方，男性ホルモン作用のあるアナボリックステロイドは，使用禁止薬物です.旧東ドイツの女性選手が，男性ホルモンを大量に使用し，顎鬚などの体毛の増加と声の高さが低くなり「男性化」しました.運動選手にとって筋肉を増やしたいことはやまやまですが，ドーピングによる安易な増強は，健康を悪化させます.また，過剰なアミノ酸摂取も無精子症候群などを引き起こします.注意しましょう.

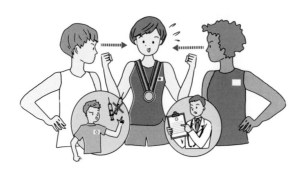

3 サプリメントの注意点

100％安全な食品を保証できないように，100％安全が確保されたサプリメントは存在しない．そのためサプリメントの安全性は，各自が情報を収集し判断しなければならない．サプリメントを選ぶ際は，必ず食品表示を確認すること．原材料は，食品に対して占める重量の多い順に記載されなければならない決まりがある．添加物ばかりが上位を占めているサプリメントは使用すべきでない．栄養成分表は，摂取できる栄養素量が確認できる重要な情報である．一定容量あたり（例：4錠あたり）の値で表示されているので必ず確認すること．パッケージに記載されていない情報は，サプリメント会社のウェブサイトを確認する，もしくは直接電話やメールで問い合わせをしてみるのもよい．

現在は，インターネット上で海外製品のサプリメントを簡単に購入することができるようになってきたが，外国製のサプリメントの使用は勧められない．その理由の1つが，国によりサプリメントの規制内容が異なり，日本で医薬品になる成分が外国製のサプリメントには入っている場合があるためである．また，日本人と外国人は体格や食文化が異なり必要栄養素量が異なるため，外国製のサプリメントには栄養素や特定の物質が過剰に入っている場合が考えられる．さらに外国のサプリメント販売業者の中には悪質なものもあり，副作用が報告されていてもインターネット上などで販売されているケースや，表示量より有効成分が少ない製品，ドーピング検査に該当する量の禁止薬物の混入が確認された製品が売られているケースも数多く報告されている．このように，安全面において，外国製のサプリメントは国産のものより危険性が高いため避けたほうが賢明である．

サプリメントを使用する際の注意点を**表 12-5**に示す．

表12-5 サプリメントを使用する場合の注意点

① サプリメントの用法用量を守り使用すること．

② 罹患歴がある場合や薬を服用している場合は，サプリメントの副作用や医薬品との相互作用に関して医師や薬剤師に確認すること．

③ サプリメントの身体への影響は個人個人で異なるので，本格的な利用を始める前に，練習期間中などに試してみること．

④ 普段から体調などを記録しておき，サプリメント摂取により不調を感じたらすぐに摂取をやめること

　サプリメントの利用はさまざまなリスクを伴う．サプリメントを利用しないことがなにより安全であることから，サプリメントに頼る前にまずは食事を見直すことから始めることが大切である．

　しかし，サプリメントの摂取が必要なケースや効果があるサプリメントも存在する点や，サプリメント摂取を希望するアスリートの気持ちを尊重することも忘れてはならない．賢く適切なサプリメントを利用するためには，健康上やドーピングなどのリスクをアスリートが十分理解し，期待できる効果を含む安全なサプリメントに関する情報収集をしっかり行うことが重要である．スポーツ栄養士は，それらに必要な教育，カウンセリングやアセスメントを行い，適切なサプリメント摂取をできるよう支援する役割を担う．最終的に，サプリメントのリスクと得られる効果を天秤にかけてよく検討した上で，個々の責任において摂取するかどうかを判断すべきである．

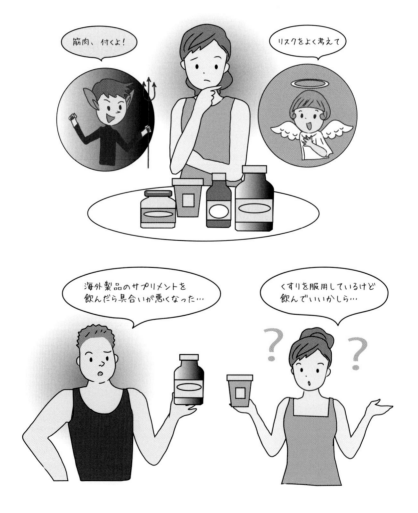

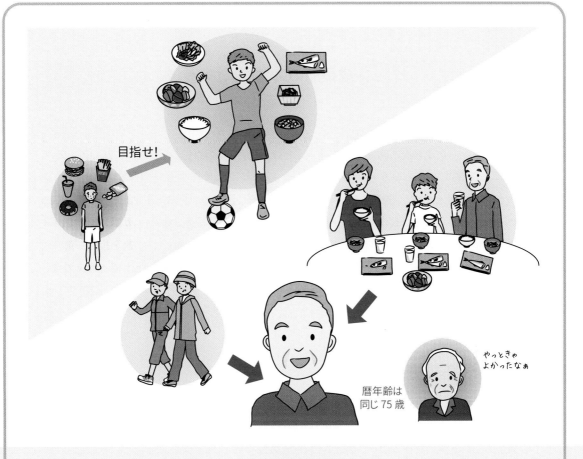

目指せ!

やっときゃ
よかったなぁ

暦年齢は
同じ 75 歳

第13章
成長期と中・高齢期の
スポーツと栄養

　1年間にもっとも身長と体重が増えるのは，10歳〜14歳のあたりです．人生で最も伸び盛りの時期ですから，必要とされるエネルギー量も，カルシウムや鉄の摂取推奨量も，とても多いのです．この時期，大いに食べて大いに体を動かして，70年，80年使える体にして欲しいものです．また近い将来，日の丸を背負うアスリートになるか否かも，この時期の体づくりが影響するような気がします．

　65歳以上の高齢者ですが，2025年には30％に達してしまいます．国民のおよそ3人に1人が高齢者です．社会保障の点から考えると，高齢者を病気にさせないことがとても大切になります．少なくとも，肉体年齢，精神年齢のいずれも歴年齢よりも若く，いわゆる健康寿命の長い生活を送ってもらえるようにしなければなりません．そのためには日々の栄養摂取と運動が重要ですね．

　この章では，成長期と中・高齢期の栄養摂取と運動について学びます．

1 ▷ 成長期のスポーツと栄養

1 食育の必要性

　子どもたちが豊かな人間性をはぐくみ，生きる力を身に付けていくためには，何よりも「食」が重要であるという考えに基づいて，2005 年に食育基本法が，2006 年に食育推進基本計画が制定され，「食育」という概念が一般的に認識されるようになってきた．これにより，子どもたちが食に関する正しい知識と望ましい食習慣を身に付けることができるよう，学校においても積極的に食育が取り組まれるようになった．

　近年は，偏った栄養摂取，朝食欠食など食生活の乱れや，肥満または痩身傾向など，子どもたちの健康を取り巻く問題が深刻化している．食べ物の好き嫌いや，高脂肪・低栄養のファーストフード，インスタント食品，スナック菓子の多用は，栄養の偏りをもたらしている．

2 欠食と学力・体力の関係

　厚生労働省の「国民健康・栄養調査（2012 年）」によると，朝食の欠食が最も多い年代は男女とも 20 歳代であった（男性：29.5 %，女性：22.1 %）．次いで，15 〜 19 歳男性で 12.3 %，女性で 10.7 %，7 〜 14 歳男性で 3.6 %，女性で 4.5 %が朝食を欠食していた．朝食をとらないと，脳の主なエネルギー源である糖質が不足するため午前中の脳と身体が十分に機能せず，集中力も低下する．

　文部科学省の「全国学力・学習状況調査（2009 年）」によると，毎日朝食を食べている小学校 6 年生および中学校 3 年生の国語および数学の成績が優れていたと報告されている．また，文部科学省「体力・運動能力調査（2008）」においては，毎日朝食を食べている小学校 6 年生および中学校 3 年生の方が，ときどき食べない児童・生徒よりも基礎運動能力が優れていることが報告されている．この他，生活が便利になり子どもたちが日常的に体を動かす機会が減少したこと，スポーツや外遊びに必要な時間，空間，仲間が減少したこと，ゲーム機の普及などにより，日常的な身体活動量が減少し体力が低下していることが指摘されている．このことは，子どもの肥満のみならず痩身傾向の原因にもなっている．

　成長期にある子どもたちには，家庭や学校において正しい食習慣を身につけさせること，すなわち「食育」が重要であり，栄養素のはたらきを理解させた上で食べ物を主体的に選択する能力を身につけさせることが大切である．特に，幼児期から思春期までは，競技力の向上よりも身体の発育を優先することが重要である．

　早い段階で正しい食習慣を身につけさせることは，トレーニングによるさまざまなケガ，女性アスリートに多くみられる低エネルギーアベイラビリティによる月経異常，低骨密度，

摂食障害などの心身の問題，サプリメントの使用やドーピングなど，のちの競技活動における
さまざまな問題に対して効果的な予防対策のひとつとなる．そして成長期において
最適なコンディションを維持することは，長く競技を継続することを可能とする．スポーツ
を通した食育は，子どもたちが身近に感じやすいテーマであるため，その意義は大きい．
スポーツ競技大会に参加している小，中，高校生を対象とした栄養の推奨量を**表 13-1** に
示す．

表 13-1 成長期のアスリートのための栄養推奨量

	推奨ポイント
糖　質	総エネルギー量の50 ～ 60 ％を糖質から摂取する． 12歳以上の推奨量やタイミングは成人アスリートと同様にする． 疲労回復のため 3 ～ 8 g/kg体重/日の糖質を摂取する． 1時間以上の運動では，運動中に 10 ～ 60 g/時間の糖質を摂取する． 運動後すみやかに糖質を補給する．
たんぱく質	総エネルギー量の15 ～ 20 ％をたんぱく質から摂取する． 12 歳以上の推奨量やタイミングは，成人アスリートと同様にする． さまざまな食材から1.2 ～ 1.8 g/kg体重/日のたんぱく質を分散して摂取する． 運動後すみやかに良質なたんぱく質を摂取する．
脂　質	総エネルギー量の20 ～ 30 ％を脂質から摂取する． 菓子の過剰摂取に注意する．
ビタミン ・ミネラル	日本人の食事摂取基準（2020年版）を目安にする． 鉄やカルシウムは不足しがちなので積極的に摂取する． カルシウムの摂取量は1,000 mg/日を目標とする． サプリメント摂取は健康な小児および思春期の人には勧めない．
水　分	運動の 4 時間前には 5 ～ 10 mL/kg体重の水分を摂取する． 運動中は体重減少を 2 ％以下に抑えるように発汗量を考慮して給水する． 発汗によって失ったナトリウムをスポーツドリンクなどで補う． 運動後は体重減少 0.5 kg当たり 500 ～ 700 mLの水分を摂る．

Smith JW 他，2015
Desbrow B 他，2014
田中弘之 他，2006

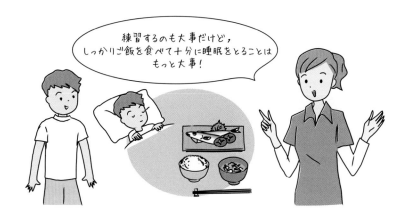

3 成長期のスポーツと栄養摂取

(1) エネルギー必要量

　成長期のアスリートのエネルギー消費量は，発育段階が人により異なること，トレーニング量がまちまちであることから，正しく推定することは困難である．しかし，目安となるエネルギー必要量は下記の方法で求めることができる．

> エネルギー必要量＝対象者の基礎代謝基準値×体重×身体活動レベル（PAL）＋エネルギー蓄積量

　この計算式から，選手個々の体重や運動量に合わせたエネルギーの必要量の目安がわかる．一般的な身長や体重および骨密度などの成長指標と比較することで，適切なエネルギー摂取ができているかどうか判断することも可能である．

表13-2 成長期の基礎代謝基準値（日本人の食事摂取基準 2020）

性別	男性			女性		
年齢	基礎代謝基準値 （kcal/kg体重/日）	参照体重 （kg）	基礎代謝量 （kcal/日）	基礎代謝基準値 （kcal/kg体重/日）	参照体重 （kg）	基礎代謝量 （kcal/日）
1～2	61.0	11.5	700	59.7	11.0	660
3～5	54.8	16.5	900	52.2	16.1	840
6～7	44.3	22.2	980	41.9	21.9	920
8～9	40.8	28.0	1,140	38.3	27.4	1,050
10～11	37.4	35.6	1,330	34.8	36.3	1,260
12～14	31.0	49.0	1,520	29.6	47.5	1,410
15～17	27.0	59.7	1,610	25.3	51.9	1,310

表13-3 競技および練習時間別の身体活動レベル（PAL）

種類	競技名	運動強度 METs（範囲）	PAL （毎日の練習時間別）		
			1時間	2時間	3時間
持久力系 （軽い）	ジョギング（軽い），水泳（ゆっくり），軽いダンスなど	5（4～6）	1.55	1.65	1.75
持久力系 （激しい）	ジョギング（中等度），水泳（クロール・平泳ぎ），スキーなど	8（6～10）	1.70	1.90	2.10
混合系[球技] （軽い）	バレーボール，卓球，野球，ソフトボール，バドミントンなど	5（4～6）	1.55	1.65	1.75
混合系[球技] （激しい）	バスケットボール，テニス，サッカーなど	7（6～7）	1.65	1.80	2.00
瞬発力系・筋力系	体操，陸上短距離，柔道，空手	9（8～10）	1.75	2.00	2.25

※ 運動強度 METs とは，安静時を1としたときの運動強度の倍数．練習時間は実際の活動時間である．
※ PAL の数値は，1日9時間の睡眠，通常授業期を想定して算出している．
（日本体育協会・樋口満監修：小・中学生のスポーツ栄養ガイド，2010）

表13-4 成長期のエネルギー蓄積量（日本人の食事摂取基準 2020）

性　別	男　性		女　性	
年齢（歳）	体重増加量 （kg/年）	組織増加分 エネルギー蓄積量 （kcal/日）	体重増加量 （kg/年）	組織増加分 エネルギー蓄積量 （kcal/日）
1〜2	2.1	20	2.2	15
3〜5	2.1	10	2.2	10
6〜7	2.6	15	2.5	20
8〜9	3.4	25	3.6	30
10〜11	4.6	40	4.5	30
12〜14	4.5	20	3.0	25
15〜17	2.0	10	0.6	10

（2）たんぱく質の摂取

　たんぱく質摂取量は，11 歳以下であれば食事摂取基準の推奨量とし，12 歳以上でパフォーマンス向上を目指すものであれば成人のガイドラインを参考にするとよい．「国民健康・栄養調査（平成 26 年度）」によると，成長期の児童の多くは推奨量に示されているたんぱく質摂取量を達成できている．たんぱく質は，鳥獣肉類，魚介類，卵，乳製品，豆類などさまざまな食品から摂取することが勧められる．

（3）糖質の摂取

　健全な身体の発育や日々の練習，さらには学習活動において十分なエネルギー摂取は不可欠であるが，その中心となるのは糖質である．糖質摂取が不足して肝臓や筋肉グリコーゲン量が低下すると，競技パフォーマンスのみならず身体の成長にも悪影響を及ぼす．糖質の摂取推奨量や摂取タイミングに関しては，成人アスリートと同様のストラテジーとする．すなわち，スポーツ活動の前には糖質を摂取し，スポーツ活動後には速やかに食事を摂ることが勧められる．食事を摂ることができない場合には，補食を活用すべきである．例えば，スポーツ活動前は，糖質中心の補食を摂取し，スポーツ活動後には，たんぱく質と糖質の両方を補給できるように，鮭おにぎり，フルーツヨーグルト，牛乳や豆乳などを組み合わせて，できるだけ運動後すばやく摂取できるのが好ましい．運動直後で食欲がない場合は，果汁 100 ％フルーツジュースやスポーツドリンク，エネルギーゼリーなどを利用するとよい．

表13-5 補食としての食品例

分　類	食品例
主に糖質源 となる食品	おにぎり，いなり寿司，巻き寿司，もち，食パン，ロールパン，あんパン，クリームパン，ジャムパン，サンドイッチ，あんまん，カステラ，バナナ，うどんなど麺類，パスタ類 など
主にたんぱく質源 となる食品	ゆで卵，牛乳，ココア，ヨーグルト，チーズ，ヨーグルトドリンク，肉まん など

（4）ビタミン・ミネラルの摂取

ビタミンやミネラルは，身体の正常な成長および心身のコンディションをよい状態で維持するのに必要な栄養素である．また，スポーツ活動の中でエネルギーを効率よくつくり出すのに，さまざまなビタミンの助けが必要である．

成長期の児童においては，ビタミンA，ビタミンB_1，ビタミンB_2，ビタミンB_6，ビタミンCの摂取不足が，またカルシウム，マグネシウム，鉄の摂取不足が多く認められる．これらは正常な発育に不可欠であるため不足にならないように積極的に摂取する必要がある．推奨量は，日本人の食事摂取基準を目安とする．

ビタミンとミネラルは，主菜・牛乳・乳製品，副菜，果物に多く含まれるため，主食に偏ることなく，さまざまな種類の主菜と，副菜は2品以上としバランスのよい食事を摂取することが重要である．牛肉や赤身の魚には，吸収効率のよいヘム鉄が含まれており，貝類にはミネラルが豊富に含まれている．牛乳・乳製品は，たんぱく質の他，カルシウム，リンなどを豊富に含み，筋，骨など身体の成長に貢献する．紫外線を浴びる外遊びは，ビタミンDの生成に加えて骨に刺激を与え，骨を丈夫にすることができる．緑黄色野菜，海藻類，豆類，種子類（ナッツやゴマ）はビタミンやミネラルが豊富な食品であるため，具だくさんの汁物や副菜，補食として摂取するなど，意識してとり入れることが望まれる．

近年，ジュニア向けのサプリメントが多く販売されているが，小児や成長期のサプリメント使用は勧められていない（第12章参照）．成長期のアスリートは，3食の食事と補食を活用しバランスのとれたエネルギーや栄養素を摂取することが大切である．

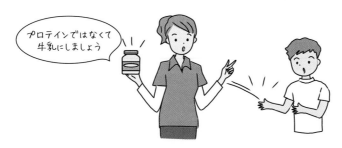

（5）水分補給

幼少期や思春期の児童・生徒は，成人に比べて体温調節機能が劣っていることから，暑熱環境下での運動は悪影響を及ぼしやすいことが知られている（Desbrow 他，2014）．事実，10代の熱中症の発症頻度は他の年代と比較しても圧倒的に多い（第8章参照）．そのため，成長期のアスリートにおいては，パフォーマンス向上のためであることはもちろんのこと，特に熱中症予防を目的とした適切な水分補給が求められる．練習や試合時には，始まる前に300〜500 mL程度の水分を補給してからのぞむよう心がける．運動中は，水分損失を体重の2％以下に抑えるために自由に水分を摂取できる環境を作り，こまめに水分補給を行う．運動後は失った体重と同量かそれよりも少し多めの水分量を摂取する．

4 成長期のスポーツと栄養摂取

　成長期のスポーツ活動は，心身の健やかな成長を促し自尊心を養うよい機会である．また，正しいボディイメージを養う大切な時期でもあるのだが，階級制および審美系などの競技の選手は，「痩せることで自分の評価が高まる」という意識が強くなり過ぎてしまうことがある．自身や周りからの体重に関するプレッシャーから，不適切な食習慣や減量法を試みることは，成人の選手と同様に低エネルギーアベイラビリティ状態となり，成長異常，月経異常や疲労骨折を引き起こしたり，心のバランスをくずし摂食障害などを引き起こしたりする危険性がある．保護者やコーチは，身体組成は競技成績の一要因に過ぎないことを理解し，体重を過度に意識させる態度や発言には十分に注意する必要がある．身体の成長の機会は，一生の内でほんの一瞬といってもよいほど短い期間である．この期間に，競技成績を重視するあまり身体成長を疎かにしては，取り返しのつかないことにもなりかねない．したがって，基本的に減量は成長期の児童には推奨するべきではない．睡眠を十分にとって成長を促し，日々の練習量や身体の成長に応じた適切なエネルギーや栄養素の摂取を確保すべきである．

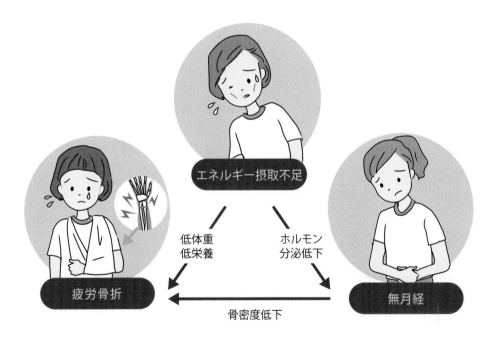

2 ▷ 中・高齢期のスポーツと栄養

1 日本の高齢化率と社会問題

　国民の健康増進の推進に関する基本的な方向や，目標に関する事項として「健康日本
21（第2次）」が，2013年に定められた．その中心課題にあげられているのが健康寿命の
延伸である．高齢化が進む日本において（**図13-1**），「健康上の問題で日常生活が制限さ
れることなく生活できる期間」および「自分が健康であると自覚している期間」で示され
る健康寿命を伸ばすことが，社会保障負担の軽減という点からも重要とされている．健康
寿命の延伸には，運動と食事は不可欠な要素である．

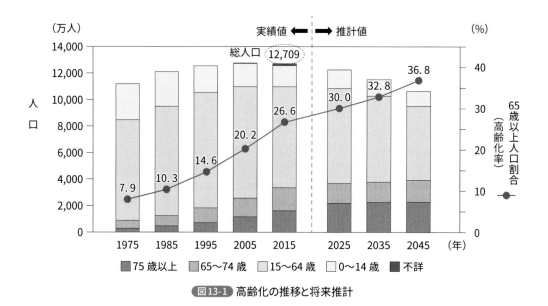

図13-1 高齢化の推移と将来推計

表13-6 人口1,000万人以上で60歳以上の割合が多い国

2015年	（%）	2050年	（%）
日本	33.1	日本	42.5
イタリア	28.6	韓国	41.5
ドイツ	27.6	スペイン	41.4
ポルトガル	27.1	ポルトガル	41.2
ギリシャ	27.0	ギリシャ	40.8
フランス	25.2	イタリア	40.7
チェコ共和国	24.9	ドイツ	39.3
オランダ	24.5	ポーランド	39.3
スペイン	24.4	オーストラリア	37.1
オーストラリア	24.2	タイ王国	37.1

世界人口の推移，United Nations（国際連合），2015

(1) 健康寿命延伸のための運動に関する問題点

文部科学省の「体力・スポーツに関する世論調査（2013年）」によると，週に1回以上運動・スポーツを実施していた割合が最も高いのが60〜69歳であった．「運動不足を感じるか」を問う調査では，70歳以上が最も運動不足を感じておらず，「体力に自信があるか」に関する調査では，70歳以上は体力に自信がある人の割合が最も少なかった．

体力に自信がないにもかかわらず，運動不足を感じていない70歳以上の高齢者への対応が健康寿命延伸の課題と思われる．

高齢者が実施している運動は，「散歩を含むウォーキング」が多く，運動強度が十分ではないと思われる．体力を増大するためには，ウォーキングに加えて筋量を維持するためのレジスタンストレーニングも行うことが理想である．しかし，安全で効果的に行うためには専門家の指導が必要であり，実施につながることが少ない理由と考えられる．

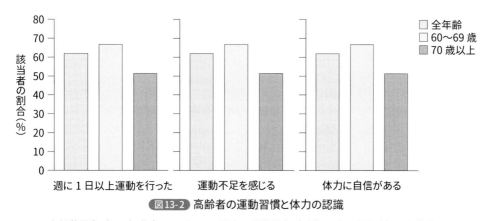

図13-2 高齢者の運動習慣と体力の認識

文部科学省（2013）体力・スポーツに関する世論調査（平成25年1月調査）より作成

(2) 健康寿命延伸のための栄養に関する問題点

年金生活に代表される ① 経済的困窮，疾病およびその治療のための ② 医療費の増加，口腔ケア不足に伴う ③ 歯の喪失，④ 社会的孤立や⑤身体的障害などによって，⑥ 食材の購入や調理ができなくなる．これらが相まって高齢者の食事の量と質が低下し，エネルギー不足や栄養摂取不足が生じているように思われる．

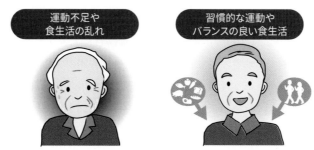

暦年齢は同じ75歳

第13章
成長期と中・高齢期の
スポーツと栄養

197

2 中・高齢者アスリートの栄養

　自身のパフォーマンス向上が望め，かつ安全に活動できることを目的とした中・高齢者アスリートの栄養推奨量を**表 13-7** に示す．

表13-7 中・高齢者アスリートのための栄養摂取推奨量

	推奨ポイント
糖　質	持久的トレーニングを行う場合，6 〜 8 g/kg体重/日の糖質を摂取する．
たんぱく質	持久的およびレジスタンストレーニングを行う場合，1.0 〜 1.2 g/kg体重/日のたんぱく質を摂取する．さまざまな食品から摂取するように心がける．
脂　質	エネルギー摂取比率の 20 〜 30 ％とする．n-3系とn-6系脂肪酸の摂取は食事摂取基準を目安にする．
ビタミン・ミネラル	食事摂取基準を目安にし，すべての栄養素が基準を満たすようにする．
水分摂取	加齢に伴う体温調節機能の低下や口渇感の遅延から脱水になりやすい．運動前に十分な水分補給と運動中もこまめな水分摂取を意識して行う．

Wayne W 他，2004
Tarnopolsky MA，2008

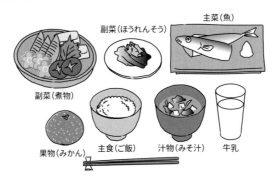

（1）エネルギー，糖質，たんぱく質の摂取

　エネルギー必要量は，成人アスリートと同様の推定法を用いる（第 2 章参照）．中・高齢者は，除脂肪体重（筋重量）が低下することから基礎代謝量が低下し，また運動量や運動以外の身体活動量の低下により，エネルギー必要量は若年アスリートに比べて減少する．注意すべきことは，中・高齢者のエネルギー必要量は個人差が大きいことである．ほとんど外出しない高齢者もいれば，習慣的に運動を行っている同年代の高齢者もいる．エネルギー必要量を考える場合，対象とする中・高齢者の日常生活を詳細に調べて算出するようにしなければならない．

糖質の摂取量は，食事摂取基準であるエネルギー必要量の 50 ～ 60 ％を目安とする．中・高齢者の中には，趣味でマラソンなどの持久的トレーニングを行う人もいるが，その場合には少なくとも体重 1 kg 当たり 6 g/日の糖質摂取が推奨される．

　中・高齢期であっても，適切な強度で運動を行えば筋力は高まるといわれている．筋力トレーニングを行うのに遅すぎるということはない．筋力向上の背景には，運動・スポーツによって筋組織や骨組織が分解され，再合成される組織的な変化がある．その際には，十分なエネルギー摂取の他に，組織合成のための材料，つまりアミノ酸が必要になる．

　中・高齢者の中には食欲の低下や脂質やコレステロールが気になり，牛肉などの動物性たんぱく質の摂取を控える場合が多い．しかし，運動・スポーツを行っている中・高齢者は動物性たんぱく質を十分に摂取する必要がある．たんぱく質源となる鳥獣肉類，魚介類，卵，豆・豆製品，牛乳・乳製品を毎日摂取しつつ，運動・スポーツを実施すると，その運動に見合った筋細胞と骨細胞が形成されてゆく．レジスタンストレーニングを行う場合は，食事摂取基準の推奨量では運動の効果が十分得られないことから1.0～1.2 g/kg体重/日程度のたんぱく質を摂取することが望ましいとされている．たんぱく質摂取量を増やすことは，中・高齢アスリートのパフォーマンス向上が期待できるだけでなく，健康寿命の延伸につながるものである．

　血清アルブミン値が低い低栄養高齢者の握力と膝伸展力は，正常群に比べて有意に低い（図 13-3）．また，血清中のアルブミン値が低い高齢者ほど心疾患による死亡リスクが高まること，さらに低栄養高齢者の歩行速度が低い傾向にあることも示されている．低栄養は日常生活の自立度の低下をもたらすと危惧されており，血清アルブミンが 4.0 g/dL を下回ると要介護リスクあるいは死亡リスクが高まるとされている．

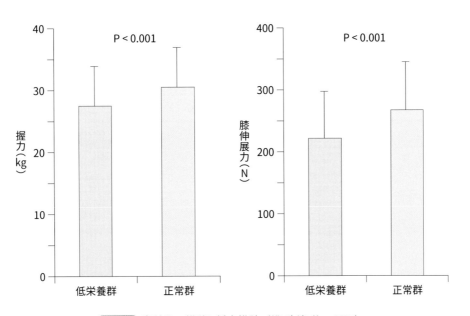

図13-3 高齢化の推移と将来推計（權 珍嬉 他，2005）

（2）水分補給

　中・高齢期にさしかかると，水分含有量が高い筋肉組織は減少し脂肪が増えることから，体内の水分量が減少する．体内の水分量が減少すると，血液の水分も減少し，血液の粘性が高まる．また，加齢に伴う口渇感を引き起こす機能や腎機能，発汗機能の低下により，運動ストレスに身体が耐えうる能力が低下してしまう．

　年齢を問わず体重の2％の脱水を超えるとパフォーマンスは低下する．運動・スポーツ中の熱中症予防やパフォーマンスの低下，そして集中力低下によるケガなどを防ぐために，運動開始前から十分に水分摂取を行った状態で運動に臨むことが大切である（第8章参照）．運動中，喉が渇いていなくても水分補給を行うべきであると考えるのは男女ともに44歳以下が最も多く，年齢が高くなるにしたがってそう考える人は減少する（表13-8）．安全に運動を行うために，運動前，運動中，運動後には適切な水分補給を行うように努めなければならない．

表13-8 水中運動実施前，実施中，実施後の飲水状況

	男　性								女　性							
	44歳以下		45〜64歳		65歳以上		合計		44歳以下		45〜64歳		65歳以上		合計	
	n	%	n	%	n	%	n	%	n	%	n	%	n	%	n	%
＜運動前に飲料を飲むか＞																
飲む	91	64.1	78	44.6	62	44.6	231	50.7	54	61.4	127	60.5	118	55.1	299	58.4
飲まない	51	35.9	97	55.4	77	55.4	225	49.3	34	38.6	83	39.5	96	44.9	213	41.6
＜運動中に飲料を飲むか＞																
飲む	49	34.3	37	21.6	20	14.6	106	23.5	19	21.3	58	27.9	49	23.6	126	25.0
飲まない	94	65.7	134	78.4	117	85.4	345	76.5	70	78.7	150	72.1	159	76.4	379	75.0
＜運動後に飲料を飲むか＞																
飲む	133	93.7	138	81.2	103	77.4	374	84.0	81	90.0	174	82.1	160	78.8	415	82.2
飲まない	9	6.3	32	18.8	30	22.6	71	16.0	9	10.0	38	17.9	43	21.2	90	17.8

（坂手 誠治 他, 2015）

3 調理と会食の勧め

今は，コンビニエンスストアや弁当ショップなどで簡単に食物を購入することができる．また，スーパーマーケットに行けば，調理が不要な惣菜類も安価に手に入る．しかしながら，中・高齢者には食材の購入から調理まで行うことを勧めたい．まず，作る料理を決め，食材を吟味して購入し，調理器具を駆使して料理を作る．これら，一連の行為は，創作活動と経済活動を含む知的な行動であり，要介護者の減少や認知症を予防する効果があり，健康寿命の延伸に寄与する行為である．

また，仲間との会食は食欲を増長するといわれている．孤食ではなく，会話をしながら食べるという行為も認知症を予防するために重要である．運動・スポーツ活動を通して仲間を増やし人の輪を広げられることも，運動・スポーツの効果のひとつである．

自立高齢者の老化を遅らせるための介入研究より，高齢者の栄養改善のための食生活指針が示されている（**表 13-9**）．

表13-9 高齢者の栄養改善のための食生活指針

1．3 食のバランスをよくとり，欠食は絶対さける
2．油脂類の摂取が不足しないように注意する
3．動物性たんぱく質を十分に摂取する
4．肉と魚の摂取は 1：1 程度の割合にする
5．肉は，さまざまな種類を摂取し，偏らないようにする
6．牛乳は，毎日 200 mL 以上飲むようにする
7．野菜は，緑黄色野菜，根菜類など豊富な種類を毎日食べる．火を通して十分摂取する
8．食欲がないときには，とくにおかずを先に食べ，ご飯を残す
9．食材の調理法や保存法に習熟する
10．酢，香辛料，香り野菜を十分に取り入れる
11．調味料をじょうずに使い，おいしく食べる
12．和風，中華，洋風とさまざまな料理を取り入れる
13．会食の機会を豊富につくる
14．噛む力を維持するために，義歯は定期的に点検を受ける
15．健康情報を積極的に取り入れる

（熊谷 修 他，1999）

参考文献

【第 1 章】

1）American College of Sports Medicine: 運動処方の指針 運動負荷試験と運動プログラム. 南江堂（2011）

2）Dreyer HC *et al.*: Leucine-enriched essential amino acid and carbohydrate ingestion following resistance exercise enhances mTOR signaling and protein synthesis in human muscle. Am J Physiol Endocrinol Metab **294**, E392-E400（2008）

3）Goreham C *et al.*: High-resistance training and muscle metabolism during prolonged exercise. Am J Physiol **276**, E489-E496（1999）

4）Hickner RC *et al.*: Muscle glycogen accumulation after endurance exercise in trained and untrained individuals. J Appl Physiol **83**, 897-903（1997）

5）Howald H *et al.*: Influences of endurance training on the ultrastructural composition of the different muscle fiber types in humans. Pflügers Arch **403**, 369-376（1985）

6）Montero D *et al.*: Haematological rather than skeletal muscle adaptations contribute to the increase in peak oxygen uptake induced by moderate endurance training. J Physiol **593**, 4677-4688（2015）

7）Simoneau JA *et al.*: Human skeletal muscle fiber type alteration with high-intensity intermittent training. Eur J Appl Physiol **54**, 250-253（1985）

8）Zoladz JA *et al.*: Capillary density and capillary-to-fibre ratio in vastus lateralis muscle of untrained and trained men. Histochem Cytobiol **43**, 11-17（2005）

9）北村和夫：スポーツと循環器－スポーツ心臓について. 順天堂医学 **30**, 301-306（1984）

10）長嶺晋吉：スポーツとエネルギー・栄養. 大修館書店（1979）

11）樋口満：スポーツ栄養－その理論的・実践的展開－. 栄養学雑誌 **55**, 1-12（1997）

12）山地啓司：一流スポーツ選手の最大酸素摂取量. 体育学研究 **30**, 183-193（1985）

【第 2 章】

1）Elia M：Organ and tissue contribution to metabolic rate. In:Kinney JM and Tucker HN: Energy metabolism tissue determinants and cellular corollaries. Ravan Pr, 61-79（1992）

2）Gjøvaag TF *et al.*: Effect of training with different intensities and volumes on muscle fibre enzyme activity and cross sectional area in the m. triceps brachii. Eur J Appl Physiol. **103**, 399-409（2008）

3）Karbasi S *et al.*: Effects of testosterone enanthate and resistance training on myocardium in Wistar rats; clinical and anatomical pathology. Andrologia. https://doi.org/10.1111/and.12908（2018）

4）McPhee JS *et al.*: Variability in the magnitude of response of metabolic enzymes reveals patterns of co-ordinated expression following endurance training in women. Exp Physiol. **96**, 699-707（2011）

5）Nielsen B: Does diet-induced thermogenesis change the preferred ambient temperature of humans? Eur J Appl Physiol **56**, 474-478（1987）

6）Suzuki J：Microvascular angioadaptation after endurance training with L-arginine supplementation in rat heart and hindleg muscles. Exp Physiol. **90**, 763-771（2005）

7）Serrano AL *et al.*: Early and long-term changes of equine skeletal muscle in response to endurance training and detraining. Pflugers Arch. **441**, 263-74（2000）

8）厚生労働省：日本人の食事摂取基準（2020 年版）

9）早稲田大学スポーツ栄養研究所 編 田口素子 責任編集：アスリートの栄養アセスメント. 第一出版（2017）

【第 3 章】

1）Bergstrom J *et al.*: Diet, muscle glycogen and physical performance. Acta Physol Scand **71**, 140-150（1967）

2）Burke LM *et al.*: Carbohydrates and fat for training and recovery. J Sports Sci **22**, 15-30（2004）

3）Costill DL and Miller J: Nutrition for endurance sports: carbohydrate and fluid balance. Int J Sports Med **1**, 2-4（1980）

4）Ivy JL *et al.*: Muscle glycogen synthesis after exercise: effect of time of carbohydrate ingestion. J Appl Physiol **64**, 1480-1485（1988）

5) Lemon PW and Mullin JP: Effect of initial muscle glycogen levels on protein catabolism during exercise. J Appl Physiol Respir Environ Exerc Physiol **48**, 624-629 (1980)

6) Romijn JA *et al*.: Regulation of endogenous fat and carbohydrate metabolism in relation to exercise intensity and duration. Am J Physiol **265**, 380-391 (1993)

7) Thomas DT *et al*.: Position of the Academy of Nutrition and Dietetics, Dietitians of Canada, and the American College of Sports Medicine: Nutrition and Athletic Performance. J Acad Nutri Diet **116**, 501-528 (2016)

8) Zawadzki KM *et al*.: Carbohydrate-protein complex increases the rate of muscle glycogen storage after exercise. J Appl Physiol **72**, 1854-1859 (1985)

【第 4 章】

1) Lewis EJ *et al*.: 21days of mammalian omega-3 fatty acid supplementation improves aspects of neuromuscular function and performance in male athletes compared to olive oil placebo. J Int Soc Sport Nutr **12**, 28-39 (2015)

2) Mickleborough TD : Omega-3 polyunsaturated fatty acids in physical performance optimization. Int J Sport Nutr Exerc Metab **23**, 83-96 (2013)

3) Romijn JA *et al*.: Regulation of endogenous fat and carbohydrate metabolism in relation to exercise intensity and duration. Am J Physiol **265**, E380-E391 (1993)

4) Zebrowska A *et al*.: Omega-3 fatty acids supplementation improves endothelial function and maximal oxygen uptake in endurance-trained athletes. Eur J Sport Sci **15**, 305-314 (2015)

5) 大口健司 他：イラスト基礎栄養学（第 3 版）. 東京教学社 (2021)

6) 寺田新, スポーツ栄養学：科学の基礎から「なぜ?」にこたえる, 東京大学出版会 (2017)

【第 5 章】

1) FAO: Report of an FAO Expert Consultation. Dietary Protein Quality Evaluation in Human Nutrition. FAO (2013)

2) Hartman JW *et al*.: Resistance training reduces whole-body protein turnover and improves net protein retention in untrained young males. Appl Physiol Nutr Metabo **31**, 557-564 (2006)

3) Howarth KR *et al*.: Coingestion of protein with carbohydrate during recovery from endurance exercise stimulates skeletal muscle protein synthesis in humans. J Appl Physiol **106**, 1394-1402(2009)

4) Moore DR *et al*.: Ingested protein dose response of muscle and albumin protein synthesis after resistance exercise in young men. Am J Clin Nutr **89**, 161-168 (2009)

5) Phillips SM: Dietary protein requirement and adaptive advantages in athletes. Br J Nutr **108**, 158-167 (2012)

6) Phillips SM: Protein requirements and supplementation in strength sports. Nutr **20**, 689-695 (2004)

7) Phillips SM *et al*.: Dietary protein for athletes: From requirements to optimum adaptation. J Sport Sci **29**, 29-38 (2011)

8) Rutherfurd SM *et al*.: Protein digestibility-corrected amino acid scores and digestible indispensable amino acid scores differentially describe protein quality in growing male rats. J Nutr **145**, 372-379 (2015)

9) Thomas DT *et al*.: Position of the Academy of Nutrition and Dietetics, Dietitians of Canada, and the American College of Sports Medicine: Nutrition and Athletic Performance. J Acad Nutr Diet **116**, 501-528 (2016)

10) Tarnopolsky MA *et al*.: Evaluation of protein requirements for trained strength athletes. J Appl Physiol **73**, 1986-1995 (1992)

11) Weber JM: Metabolic fuels: regulating fluxes to select mix. J Exp Biol **214**, 286-294 (2011)

12) WHO/FAO/UNU : Protein and amino acid requirements in human nutrition. WHO Technical Report Series **935**. WHO Geneva (2007)

13) 加藤昌彦 他：イラスト人体の構造と機能および疾病の成り立ち（第 4 版）. 東京教学社 (2020)

14) 林典夫・廣野治子：シンプル生化学. 南江堂 (1988)

【第 6 章】

1 ）Imamura H *et al.*: Nutrient intake, serum lipids and iron status of collegiate rugby players. J Int Soc Sports Nutr **10**, 1–9 （2013）

2 ）Suboticanec K *et al.*: Effects of pyridoxine and riboflavin supplementation on physical-fitness in young adolescents. Int J Vit Nutr Res **60**, 81–88 （1990）

3 ）Sugiura K *et al.*: Nutritional intake of elite Japanese track and field athletes. Int J Sport Nutr **9**, 202–212 （1999）

4 ）Van der beek EJ *et al.*: Thiamin, riboflavin and vitamin B$_6$ impact of restricted intake on physical performance performance in man. J Am College Nutr **13**, 629–640 （1994）

5 ）Ward KA *et al.*: Vitamin D status and muscle function in post-menarchal adolescent girls. J Clin Endocrinol Metab **94**, 559–563 （2009）

6 ）Woolf K *et al.*: Vitamins and exercise: Does exercise alter requirements? Int J Sport Nutr Exerc Metab **16**, 453–484 （2006）

7 ）青木雄大 他： カロテノイド摂取における野菜の加工・調理のすすめ．日本食育学会誌 10, 163-70 （2016）

8 ）花房祐輔 他：広島大学保健学ジャーナル 1：85-89, （2001）

【第 7 章】

1 ）Ihle R *et al.*: Dose-response relationships between energy availability and bone turnover in young exercising women. J Bone Mineral Res **19**, 1231-1240 （2004）

2 ）Lukaski HC: Vitamin and mineral status: Effects on physical performance. Nutr **20**, 632–644 （2004）

3 ）Monsen ER *et al.*: Estimation of available dietary iron. Am J Clin Nutr **31** （1）, 134-41 （1978）

4 ）Rodriguez NR *et al.*: American college of sports medicine position stand. Nutrition and athletic performance. Med Sci Sports Exerc **41**, 709-731 （2009）

5 ）Whiting SJ *et al.*: Dietary reference intakes for the micronutrients: considerations for physical activity. Appl Physiol Nutr Metab. **31**, 80-85 （2006）

6 ）西山宗六：スポーツと貧血−亜鉛欠乏は溶結を起こさせる．診断と治療 **94** （11）, 2035-2038 （2006）

7 ）服部由季夫 他：スポーツ種目と骨密度に関する研究 東海大学紀要 **26**, 47-57 （1997）

【第 8 章】

1 ）Adolph EF *et al.*: Observations on water metabolism in the desert. Am J Physiol **123**, 369-378 （1938）

2 ）Cheubront SN *et al.*: Mechanisms of aerobic performance impairment with heat stress and dehydration. J Appl Physio **109**, 1989-1995 （2010

3 ）Jeukendrup AE *et al.*: Carbohydrate-electrolyte feedings improve 1 h time trial cycling performance. Int J Sports Med **18**, 125-129 （1997）

4 ）Jeukendrup AE *et al.*: Oxidation of carbohydrate feedings during prolonged exercise. Sports Med **19**, 407-424 （2000）

5 ）Kenefick RW *et al.*: Skin temperature modifies impact of hypohydration on aerobic performance. J Appl Physiol **109**, 79-86 （2010））

6 ）Maughan RJ *et al.*: Water balance and salt losses in competitive football. Int J Sport Nutr Exerc Metab **17**, 583-594 （2007）

7 ）Mitchell JB *et al.*: Gastric emptying: influence of prolonged exercise and carbohydrate concentration. Med Sci Sports Exerc **21** （3）, 269-74 （1989）

8 ）Morgan RM *et al.*: Acute effects of dehydration on sweat composition in men during prolonged exercise in the heat. Acta Physiol Scand **182**, 37-43 （2004）

9 ）Sawka MN *et al.*: American college of sports medicine position stand: Exercise and fluid replacement. Med Sci Sports and Exerc **39**, 377-390 （2007）

10）Shirreffs SM *et al.*: Fluid and electrolyte needs for training, competition, and recovery. J Sport Sci **29**, 39-46 （2011）

11）Thomas DT *et al.*: Position of the academy of nutrition and dietetics, dietitians of Canada, and the

American college of sports medicine: Nutrition and athletic performance. J Acad Nutr Diet **116**, 501-528（2016）

12）公益財団法人日本スポーツ協会：スポーツ活動中の熱中症予防ガイドブック（2019）

13）日本救急医学会熱中症に関する委員会 熱中症の実態調査 Heatstroke STUDY2012 最終報告．日本救急医学会雑誌 **25**, 846-862（2014）

【第 9 章】

1）鈴木志保子：健康づくりと競技力向上のためのスポーツ栄養マネジメント．日本医療企画（2011）

2）田中茂穂：エネルギー消費量とその測定方法．静脈経腸栄養 **24**（5），1013-1019（2009）

3）日本栄養改善学会監修：食事調査マニュアル（改訂3版）．南山堂（2016）

4）早稲田大学スポーツ栄養研究所 編 田口素子 責任編集：アスリートの栄養アセスメント．第一出版（2017）

【第 10 章】

1）Arends JC *et al.*: Restoration of menses with nonpharmacologic therapy in college athletes with menstrual disturbances: A 5-year retrospective study. Int J Sport Nutr Exerc Metab **22**, 98-108（2012）

2）Borchers JR *et al.*: Metabolic syndrome and insulin resistance in Division 1 collegiate football players. Med Sci Sports Exerc **41**, 2105-2110（2009）

3）Buell JL *et al.*: Presence of metabolic syndrome in Football linemen. J Athletic Training **43**, 608-616（2008）

4）Garthe I *et al.*: Effect of two different weight-loss rates on body composition and strength and power-related performance in elite athletes. Int J Sport Nutr Exerc Metab **21**, 97-104（2011）

5）Hector AJ, Phillips SM: Protein Recommendations for Weight Loss in Elite Athletes: A Focus on Body Composition and Performance. IntJ Sport NutrExercMetab. **28**（2）: 170-177（2018）

6）Manore MM: Nutritional needs of the female athlete. Clin sports med **18**, 549-563（1999）

7）Mountjoy M *et al.*: The IOC consensus statement: Beyond the female athlete triad-relative energy deficiency in sport（red-s）Br J Sports Med **48**, 491-497（2014）

8）Okano G *et al.*: Disordered eating in Japanese and Chinese female runners, rhythmic gymnasts and gymnasts. Int J Sports Med **26,** 486-491（2005）

9）Sundgot-Borgen J *et al.*: Prevalence of eating disorders in elite athletes is higher than in the general population. Clin J Sport Med **14**, 25-32（2004）

10）Rozenek R *et al.*: Effects of highcalorie supplements on body composition and muscular strength following resistance training. The Journal of Sports Medicine and Physical Fitness **42**（3），340-347（2002）

11）Thomas DT *et al.*: American College of Sports Medicine Joint Position Statement. Nutrition and Athletic Performance **48**（3），543-568，（2016）

12）Witard OC *et al.*: Dietary Protein for Training Adaptation and Body Composition Manipulation in Track and Field Athletes. IntJ Sport NutrExercMetab **25**, 1-10，（2019）

13）独立行政法人日本スポーツ振興センター（監修），ハイパフォーマンススポーツセンター（監修），国立スポーツ科学センター（監修），松林武生（編集）フィットネスチェックハンドブック―体力測定に基づいたアスリートへの科学的支援．大修館書店（2021）

14）永澤 貴 他：競技者の増量に適した食事方法の検討．日本臨床スポーツ医学会誌 **21**, 422-430（2013）

15）能瀬さやか 他：女性トップアスリートにおける無月経と疲労骨折の検討．日本臨床スポーツ医学会誌 **22**, 67-74（2014）

【第 11 章】

1）Aoyama S *et al.*: Distribution of dietary protein intake in daily meals influences skeletal muscle hypertrophy via the muscle clock. Cell Reports **36**（1），109336（2021）

2）Ivy JL *et al.*: Early postexercise muscle glycogen recovery is enhanced with a carbohydrate-protein supplement. J Appl Physiol **93**, 1337-1344（2002）

3）Sherman WM: Effect of exercise-diet manipulation on muscle glycogen and its subsequent utilization during performance. Int J Sports Med **2**, 114-118（1981）

4）香川靖雄 編著，日本栄養・食糧学会 監修：時間栄養学 時間遺伝子と食事のリズム．女子栄養大学
  出版部，12-35（2016）
5）小林修平 編著 日本体育協会スポーツ医・科学専門委員会 監修：アスリートのための栄養・食事ガイ
  ド「第3版」．第一出版（2014）

【第12章】

1）Bailey SJ *et al.*: Dietary nitrate supplementation enhances muscle contractile efficiency during knee-
  extensor exercise in humans. J Appl Physiol **109**, 135–148（2010）
2）Cureton KJ *et al.*: Caffeinated sports drink: Ergogenic effects and possible mechanisms. Int J Sport
  Nutr Exerc Metab **17**, 35–55（2007）
3）Geyer H *et al.*: Analysis of non-hormonal nutritional supplements for anabolic-androgenic steroids
  results of an international study. Int J Sports Med **25**, 124-129（2004）
4）Maughan RJ *et al.*: Dietary supplements for athletes: Emerging trends and recurring themes.
  J Sports Sci **29**, 57-66（2011）
5）Reidy PT *et al.*: Soy-dairy protein blend and whey protein ingestion after resistance exercise
  increases amino acid transport and transporter expression in human skeletal muscle. J Appl Physiol
  116, 1353-1364（2014）
6）Izquierdo M *et al.*: Effects of creatine supplementation on muscle power, endurance and sprint
  performance. Med Sci Sports Exerc **34**, 332–343（2002）
7）Reidy PT *et al.*: Protein blend ingestion following resistance exercise promotes human muscle
  protein synthesis. J Nutr **143**, 410-416（2013）
8）Sato A *et al.*: Use of supplements by Japanese elite athletes for the 2012 Olympic games in London.
  Clin J Sport Med **25**, 260-269（2015）
9）Tang JE *et al.*: Maximizing muscle protein anabolism: the role of protein quality. Curr Opinion Clin
  Nutr Metabo Care **12**, 66-71（2009）
10）亀井明子：4. 管理栄養士の立場から．日本臨床スポーツ医学会誌 **23**（3），379-382（2015）

【第13章】

1）Desbrow B *et al.*: Sports dietitians Australia position statement: sports nutrition for the adolescent
  athlete. Int J Sport Nutr Exerc Metab. **24**（5），570-84（2014）
2）Smith JW *et al.*: Nutritional considerations for performance in young athletes. J Sports Med（Hindawi
  Publ Corp）: ID734649: 1-13（2015）
3）Tarnopolsky MA: Nutritional considerations in the aging athlete. Clin J Sport Med **18**, 531-538（2008）
4）Wayne W *et al.*: Nutritional considerations for the older athlete. Nutrition **20**, 603-608（2004）
5）United Nations（国際連合）：世界人口の推移（2015）
6）熊谷 修 他：自立高齢者の老化を遅らせるための介入研究 有料老人ホームにおける栄養状態改善に
  よるこころみ，日本衛生誌 **46**, 1003-1011（1999）
7）權 珍嬉 他：地域在宅高齢者における低栄養と健康状態および体力との関連 体力科学 54,99-106（2005）
8）坂手 誠治 他：性・年齢区分別にみた水中運動実施者の運動時における水分補給の実態 総合健診 **42**,
  377-384（2015）
9）田中弘之 他：子どもの骨を丈夫にするための提言 日本骨粗鬆症学会子どもの骨折予防委員会 オステ
  オポローシス・ジャパン **14**, 177-189（2006）
10）内閣府：令和3（2021）年版 高齢社会白書（2021）
11）日本体育協会・樋口満監修：小・中学生のスポーツ栄養ガイド 女子栄養大学（2010）
12）文部科学省：体力・スポーツに関する世論調査（平成25年1月調査）（2013）

索引

イラスト スポーツ栄養学 ── 第 2 版 ──

ISBN 978-4-8082-6084-2

2019 年 4 月 1 日　初版発行	著者代表 © 大 嶋　里 美
2022 年 4 月 1 日　2 版発行	発 行 者　鳥 飼 正 樹
2023 年 12 月 1 日　2 刷発行	印　　刷
	製　　本　株式会社メデューム

発行所　株式会社 東京教学社

郵 便 番 号　112-0002
住　　　所　東京都文京区小石川 3-10-5
電　　　話　03 (3868) 2405
F　A　X　03 (3868) 0673
http://www.tokyokyogakusha.com